ALTERNATIV HEILEN

Herausgegeben von Gerhard Riemann

Felix Zimmermann wurde 1946 in Passau geboren. Nach verschiedenen abgeschlossenen Ausbildungswegen im medizinischen Bereich ließ er sich 1977 als Heilpraktiker, Masseur und Sportphysiotherapeut nieder. Er spezialisierte sich auf die Behandlung von Wirbelsäulen- und Gelenkleiden mit Chiropraktik, Homöopathie und Pflanzenheilkunde. Seit 1990 ist Zimmermann an verschiedenen Institutionen für die Heilpraktiker-Ausbildung tätig. Außerdem arbeitet er als naturheilkundlicher Berater im Motorrennsport.

Dieses Buch wurde auf chlor- und säurefreiem Papier gedruckt.

Originalausgabe Februar 1995
© 1995 Droemersche Verlagsanstalt Th. Knaur Nachf., München
Das Werk einschließlich aller seiner Teile ist urheberrechtlich
geschützt. Jede Verwertung außerhalb der engen Grenzen
des Urheberrechtsgesetzes ist ohne Zustimmung des Verlages
unzulässig und strafbar. Das gilt insbesondere für
Vervielfältigungen, Übersetzungen, Mikroverfilmungen und die
Einspeicherung und Verarbeitung in elektronischen Systemen.
Umschlagillustration Susannah zu Knyphausen
Satz Ventura Publisher im Verlag
Druck und Bindung Ebner Ulm
Printed in Germany
ISBN 3-426-76076-2

5 4 3 2 1

Felix Zimmermann

Heilende Tees

Rezepte und
Anwendungsgebiete
von Kräutertees

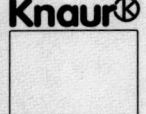

Inhalt

Vorwort: Ein Kraut für jede Krankheit   7

Kräutertees und Krankheitsbilder 15
Getränk – Bad – Umschlag 17

Register 147

Vorwort
Ein Kraut für jede Krankheit

Die Geschichte der Medizin ist so alt wie die Geschichte der Menschheit. In dem Maße, in dem sich die »wissenschaftliche«, sprich die Schulmedizin, entwickelte, gerieten alte, durch Beobachtung und auf Erfahrung gegründete Heilweisen in Vergessenheit. Teilweise wurden diese alten überlieferten Methoden sogar verteufelt und angeprangert, da sie in keiner Weise der nach wissenschaftlicher Begründung suchenden Schulmedizin entsprachen. Und doch konnte gerade die Naturheilweise mit ihren Mitteln die verblüffendsten Erfolge erzielen.

Zufall und Notwendigkeit waren die ersten Lehrmeister der Menschen bei ihrer Suche nach Heilung von Erkrankungen und Verletzungen. Die Mittel der Heilung entstammten damals der unmittelbaren Umgebung des Menschen: der Natur. Beobachtungen an verletzten Tieren, Selbstversuche und Traditionen bildeten den Grundstock der Volksheilkunde. Kräutertees, die man trank oder als Umschlag einsetzte, gehörten zu den ersten Heilmethoden.

Eine unbändige Fülle von Heilkräften liegt in der Pflanzenwelt verborgen. Durch ihre natürliche Zusammensetzung sind die Volksheilmittel oft besser zur Heilung geeignet als künstlich hergestellte, chemische Mittel, da diese oft erhebliche schädliche Nebenwirkungen entwickeln.

Was vor Hunderten von Jahren der Mensch instinktiv anwandte, hat heute schon zum Teil seine wissenschaftliche Erklärung gefunden, die die Erfahrungen analysiert, eingeordnet und mittlerweile bestätigt hat. Und daß auch immer mehr Schulmediziner auf die altbewährten Haus- und Volksheilmittel zurückgreifen, darf als Erfolg und Rehabilitation der Volksheilkunde gewertet werden.

Heilpflanzen sind ohne Zweifel wirksam. Wie wirksam sie jedoch sind, hängt von ihrer richtigen Zubereitung und Anwendung ab. Es ist immer darauf zu achten, die Wirkstoffe aus Blättern, Blüten, Früchten, Samen, Wurzeln oder Rinde richtig auszuziehen.

Man muß keine Tees »mischen«, auch ein einzelnes Kraut ist zur Teezubereitung geeignet. Dieses Kräutlein muß natürlich seinen Bezug zur Erkrankung haben.

Wenn wir uns an das Wort von Pfarrer Kneipp erinnern, der sagte, daß »für jede Krankheit« – »ein Kräutlein gewachsen ist«, ergibt sich mit Blick auf die Kräutertees ein breites Anwendungsgebiet. Eine Behandlung mit Tees bei Infektionskrankheiten, Rheuma, Allergien und Ekzemen (in der heutigen Zeit mit hoher Zuwachsrate), bei Magen- und Darmerkrankungen sowie Stoffwechselstörungen hilft heilen. Wenn wir das Wort von Pfarrer Kneipp wie folgt ändern: »Es gibt kein Kräutlein, gewachsen gegen *alle* Erkrankungen«, heißt dies, daß einerseits eine vernünftige Auswahl und Zusammensetzung der Heilpflanzen für den Erfolg wichtig ist, daß andererseits aber auch diesen Anwendungen irgendwo Grenzen gesetzt sind, die wir zu respektieren und zu akzeptieren haben.

Trotz der enormen Erfolge der Schulmedizin und damit auch der chemischen Arzneimittel ist der Rückgriff auf bewährte Hausmittel berechtigt und bei leichteren Erkrankungen oder nach Rücksprache mit dem behandelnden Arzt als begleitende Therapie bei schwereren und schweren, vor allem chronischen Erkrankungen angezeigt. Im Zweifelsfalle sollten Sie also eine Heilkräuterteetherapie mit Ihrem Arzt oder Heilpraktiker absprechen, um schwerwiegende negative Folgen für Ihre Gesundheit zu vermeiden.

Es gibt ein altes Sprichwort, das immer wieder die Verhältnismäßigkeit von Erkrankungen und Behandlungen aufzeigt:
»Ein guter Arzt heilt mit einem nassen Handtuch mehr, als ein schlechter Arzt mit einer ganzen Apotheke.« Über Jahrzehnte hat man dieses Sprichwort vergessen, jetzt werden Naturheilweisen auch von der Schulmedizin »wiederentdeckt«. Auch kritische Ärzte bemerken mittlerweile, daß eine Reihe von traditionellen Heilweisen zu Unrecht ins Abseits geraten waren. Die allgegenwärtige Hektik und der Streß der heutigen Zivilisation haben den Griff zur Pille beschleunigt, die Nebenwirkungen der »Pille« zeigen uns jetzt den Weg zurück zu einer verantwortungsbewußten Heilung. Es geht nicht ohne Antibiotika, es geht nicht ohne Kortison, doch sollte man überlegen, ob man nicht des öfteren mit Kanonen auf Spatzen schießt und nicht andere Mittel in manch einem Fall geeigneter wären.
Da jeder einzelne für seine Gesundheit selbst verantwortlich ist, hat er darauf zu achten, daß vor einer Behandlung eine vernünftige Diagnose steht.

In der Regel stellt jede Apotheke die in diesem Büchlein vorgestellten Teemischungen her; die Preise sind jedoch regionalen Schwankungen unterworfen. Anbaugebiet, Transport, Qualität und Erntezeit spielen eine Rolle. Bis auf wenige Ausnahmen sind Kräutertees nicht teuer, im allgemeinen sogar oft erheblich billiger als die Mittel der

Schulmedizin, vor allem aber sind sie bei richtiger Anwendung nebenwirkungsfrei.

Heilkräutertees entwickeln ihre Heilkräfte nicht von heute auf morgen, sondern müssen in der Regel über einen längeren Zeitraum getrunken werden. Die Wirkung der Tees ist abhängig von ihrer Zusammensetzung, also von den verwendeten Heilpflanzen. Die Mischungen sind Naturrezepte, die auf überlieferten Erfahrungswerten basieren, die mittlerweile auch wissenschaftlich nachgewiesen sind. So finden sich Pflanzen in der Allopathie wieder, wie folgende Beispiele zeigen.

— Aus dem Schlangenwurz wird das Rauwolfia-Alkaloid gewonnen, ein wirksames Arzneimittel gegen zu hohen Blutdruck.
— Die AntiBabyPille enthält einen wichtigen Wirkstoff der Barbascowurzel.
— Ohne Fingerhut gäbe es kein »Digitalis«, die allerbeste Herzmedizin.
— Morphium und Opiate, alles starke Schmerzmittel, werden aus Mohn und Hanf gewonnen.
— Wasseransammlungen im Gewebe werden durch Wirkstoffe von Zinnkraut, Löwenmaul, Hauhechel und Wacholderbeeren ausgeleitet.

Diese Beispiele zeigen, wie Pflanzeninhaltsstoffe wirksam sind.

Pflanzen können ausleitend über Haut oder Nieren wirken, abführend, stoffwechselanregend und wachstumshemmend bei Bakterien, durchblutungsfördernd sein, regulierend auf den Organismus einwirken, kräftigend für Herz und Kreislauf sein, das Immunsystem stärken, anregend oder dämpfend auf das Nervensystem und die Psyche wirken. Diese Eigenschaften könnten um viele mehr noch ergänzt werden; diese Informationen mögen an dieser Stelle als kleiner Einblick in die Wirkung der Heilpflanzen genügen. Heilpflanzen sind in der Behandlung von Alltagsbeschwerden, von chronischen und akuten Erkrankungen unentbehrlich geworden.

Die Teemischungen werden von mir selbst tagtäglich in der Praxis verordnet. Da ich meine Therapien dem Bewegungsapparat verschrieben habe, wende ich auch hauptsächlich Tees zur Behandlung rheumatischer Beschwerden, Gelenkerkrankungen und Muskelbeschwerden an. Da diesen Krankheitsbildern auch oft organische und stoffwechselbedingte Erkrankungen zugrunde liegen, ist auch eine vernünftige Behandlung der Ursache notwendig.

Nun mein Wunsch: Möge dieses breite Spektrum von Heilkräutertees oder Umschlägen Ihnen helfen, mild und gefahrlos Ihre Beschwerden zu lindern oder zu heilen! Natürlich kann die Liste der Tees nicht den Anspruch auf Vollständigkeit erfüllen, noch dazu, wo jeder Therapeut seine eigenen Erfahrungen hat und vielleicht einige Rezepturen anders gestalten würde, als ich es hier tue.

Ich stehe zu diesen Mischungen, da sie überwiegend aus den dreißiger Jahren unseres Jahrhunderts stammen, also aus einer Zeit, in der man noch ohne Antibiotika und Kortison auskommen mußte. Gute, zum Teil sogar sehr gute Heilerfolge animierten mich, diese Rezepte niederzuschreiben und der Öffentlichkeit zugänglich zu machen.

Sie helfen Ihrem Organismus, auf natürliche Art und Weise wieder gesund zu werden, wenn Sie ihn mit Teemischungen behandeln. Wir brauchen nicht unbedingt die harten und starken Arzneimittel, (die uns Heilpraktikern durch die Verschreibungspflicht sowieso verwehrt sind), die nicht akzeptierbare Nebenwirkungen besitzen. Besinnen wir uns doch auf die Mittel der Natur, die auch die Großeltern schon erfolgreich angewendet haben.

Die kalten Wadenwickel bei Fieber, das Kamilledampfbad bei Schnupfen, bei Herzschmerzen die aufsteigenden Armbäder, Baldrian bei Schlafstörungen anstatt Barbiturate, anstatt Pillen und Spritzen bei Verdauungsstörungen Diät und bei Stoffwechselstörungen und Mangelerscheinungen Vitamine und Mineralien. Dazu haben wir nun noch das überaus reichhaltige Angebot aus Gottes Natur, die Heilkräuter, aus denen wir uns Tee zubereiten können.

Nun ein Wort zur Systematik:

Die Teemischungen sind den Krankheitsbildern zugeordnet, die wiederum in alphabetischer Reihenfolge geordnet sind, wobei das erste Stichwort diese bestimmt. Ein Register der Krankheitsbilder, Symptome und Befunde wird Ihnen das Auffinden der Rezepte nach Anwendungsgebieten – Ihren Beschwerden entsprechend – erleichtern.

Jede Apotheke wird Ihnen die Mischungen zubereiten können. Sollten bestimmte Heilpflanzen saisonbedingt nicht lieferbar sein, kann Ihnen Ihr Apotheker Pflanzen mit ähnlichen oder sogar gleichen Wirkstoffen beimischen. Die angegebenen Mischungen beziehen sich immer auf 50 Gramm. Zum Ausprobieren können Sie jeden Tee im richtigen Verhältnis auch auf 25 Gramm reduzieren. Zur Erinnerung:

Für das gesamte Anwendungsgebiet der Heilkräutertees gibt es nur zwei wichtige Aspekte zu bedenken.

1. Keine Heilpflanze wirkt über Nacht, wer auf die Natur vertraut muß Geduld haben.

2. Keine Selbstbehandlung bei schweren oder mit Fieber einhergehenden Erkrankungen! Im Zweifelsfalle immer ärztlichen Rat einholen. Nach Rücksprache mit dem Arzt oder Heilpraktiker kann eine begleitende Behandlung mit Kräutertees erfolgen und hilfreich sein.

Bei richtiger Anwendung brauchen Sie keine Nebenwirkungen zu befürchten.

Die Tees dienen vor allem der Steigerung und Stabilisierung der körpereigenen Abwehrkräfte, was bedeutet, daß sie den Heilprozeß unterstützen.

Felix Zimmermann, HP

Kräutertees
und
Krankheitsbilder

Getränk – Bad – Umschlag

– bei Akne und
sonstigen Ausschlägen im Gesicht

Stiefmütterchen	5,0
Erdrauch	5,0
Guajakholz	10,0
Wacholderholz	5,0
Sassafraswurzel	5,0
Klettenwurzel	5,0
Süßholzwurzel	5,0
Ehrenpreis	5,0
Ringelblume	5,0

Zubereitung Einen Eßlöffel der Mischung mit $1/4$ l kochendem Wasser übergießen, zehn Minuten ziehen lassen, zweimal täglich eine halbe Tasse trinken. Nicht bei Nierenentzündung!

– bei Angstzuständen und Depressionen

Liebstöckel	10,0
Wasserminze	10,0
Linde	10,0
Ehrenpreis	5,0
Petersilie	15,0

Zubereitung Einen Eßlöffel der Mischung mit $1/4$ l kochendem Wasser übergießen, zehn Minuten ziehen lassen, abseihen, zweimal täglich eine Tasse trinken. Nicht bei Nierenentzündung!

oder

Baldrian	10,0
Kamille	10,0
Himbeerblätter	15,0
Wacholder	15,0

Zubereitung Einen Eßlöffel der Mischung mit $1/4$ l kochendem Wasser übergießen, zweimal täglich eine Tasse trinken. Nicht bei Nierenentzündung!

– bei Arterienverkalkung (Arteriosklerose)

Bohnenschalen	5,0
Bibernellwurzel	5,0
Hauhechel	5,0
Graswurzel	5,0
Sassafrasholz	5,0
Lavendelblüten	5,0
Faulbaumrinde	5,0
Salbeiblätter	5,0
Schachtelhalmkraut	5,0
Mistelblätter	5,0

Zubereitung Einen gestrichenen Eßlöffel der Mischung auf eine Tasse Wasser, brühen, aufkochen, 15 Minuten ziehen lassen. Ohne Zucker täglich trinken.

oder

Schafgarbe	5,0
Queckenwurzel	5,0
Blasentang	10,0
Faulbaumrinde	10,0
Hauhechelwurzel	5,0
Malvenblüten, blau	5,0
Sandelholz	10,0

Zubereitung Einen Eßlöffel der Mischung mit $^1/_4$ l kochendem Wasser übergießen, zehn Minuten ziehen lassen, dreimal täglich eine Tasse trinken.

– bei Asthma und Bronchialbeschwerden

Bibernell	15,0
Aurikel	10,0
Gundelrebe	15,0
Goldwurzel	5,0
Leinsamen	5,0

Zubereitung Einen Eßlöffel der Mischung mit einer Tasse kochendem Wasser übergießen, zehn Minuten ziehen lassen. Mehrere Tassen täglich trinken.

– bei Augenbeschwerden und Sehschwäche

Augentrost	10,0
Löwenzahn	10,0
Mauerraute	5,0
Baldrianwurzel	10,0
Wegerich	10,0
Fenchel	5,0

Zubereitung Einen Eßlöffel der Mischung mit einer Tasse kochendem Wasser übergießen, zehn Minuten ziehen lassen und dann abseihen. Täglich morgens und abends eine Tasse trinken; Tee auch zum Einträufeln in die Augen.

– zur Beruhigung und Entspannung

Baldrianwurzel	20,0
Pomeranzenschale	5,0
Hopfenzapfen	10,0
Melissenblätter	5,0
Pfefferminzblätter	10,0

Zubereitung Einen Eßlöffel der Mischung mit $^1/_4$ l kochendem Wasser übergießen, zehn Minuten ziehen lassen, abseihen, dreimal täglich eine Tasse sowie abends vor dem Schlafengehen eine Tasse trinken.

– bei Bettnässen (Enuresis) und psychisch bedingten Blasenproblemen

Bärlapp	25,0
Schafgarbe	15,0
Tausendgüldenkraut	10,0

Zubereitung Einen Eßlöffel mit $^1/_4$ l kochendem Wasser brühen, zehn Minuten ziehen lassen, zweimal täglich trinken; nicht abends!

oder

Schafgarbe	15,0
Bertramwurz	15,0
Odermennig	10,0
Johanniskraut	10,0

Zubereitung Einen Eßlöffel der Mischung auf eine Tasse kochendes Wasser, zehn Minuten ziehen lassen, dreimal täglich eine Tasse trinken; nicht abends!

stark

Eichenrinde	15,0
Schafgarbe	10,0
Odermennig	10,0
Kamillen	5,0
Bärentraube	10,0

Zubereitung Einen Eßlöffel der Mischung mit $^1/_2$ l kochendem Wasser übergießen, 20 Minuten ziehen lassen, abseihen, dreimal täglich drei Eßlöffel trinken; nicht vor dem Schlafengehen!

für Kinder

Wegerich	25,0
Tormentill	15,0
Zinnkraut	10,0

Zubereitung Einen Eßlöffel der Mischung mit $^1/_2$ l kochendem Wasser übergießen, 20 Minuten ziehen lassen, abseihen, dreimal täglich drei Eßlöffel; nicht vor dem Schlafengehen!

– bei Bindehautentzündung des Auges

Augentrost	20,0
Wegerich	20,0
Fenchel	10,0

Zubereitung Mit einer Tasse kochendem Wasser und einem Teelöffel der Mischung einen Tee zubereiten und täglich morgens und abends einige Tropfen in die Augen geben.

oder

Himbeerblätter	15,0
Löwenzahn	10,0
Walnußblätter	10,0
Rosenblätter	5,0
Tormentillwurzel	10,0

Zubereitung Mit einer Tasse kochendem Wasser und einem Teelöffel der Mischung einen Tee zubereiten und täglich morgens und abends einige Tropfen in die Augen geben.

– bei Blähungen (Meteoismus) und Völlegefühl

Kümmel	10,0
Anis	15,0
Kamillen	10,0
Wermut	5,0
Pfefferminzkraut	5,0
Baldrianwurzel	5,0

Zubereitung Einen Eßlöffel der Mischung mit einer Tasse kochendem Wasser übergießen, zehn Minuten ziehen lassen, abseihen und dreimal täglich eine Tasse trinken.

kräftig

Lavendel	15,0
Pfefferminzblätter	15,0
Fenchel	10,0
Kümmel	10,0

Zubereitung Einen Eßlöffel der Mischung mit einer Tasse kochendem Wasser übergießen, zehn Minuten ziehen lassen, abseihen, dreimal täglich eine Tasse trinken.

oder

Kümmel	15,0
Fenchel	15,0
Kamillenblüten	10,0
Baldrianwurzel	10,0

Zubereitung Einen Eßlöffel der Mischung mit einer Tasse kochendem Wasser übergießen, zehn Minuten ziehen lassen, abseihen, dreimal täglich eine Tasse trinken.

oder

Kümmel	20,0
Fenchel	20,0
Anis	10,0

Zubereitung Einen Teelöffel der Mischung mit $^1/_4$ l kochendem Wasser übergießen, zehn Minuten ziehen lassen, abseihen, drei bis fünf Tassen täglich trinken.

– bei chronischen Blasenentzündungen

Zinnkraut	15,0
Wacholderbeeren	15,0
Attichwurzeln	5,0
Haferstroh	10,0
Johanniskrautblätter	5,0

Zubereitung Ein Eßlöffel der Mischung wird mit einer Tasse kochendem Wasser überbrüht, zehn Minuten ziehengelassen; täglich morgens und abends eine Tasse trinken. Nicht bei Nierenentzündung!

oder

Schachtelhalm	25,0
Hanfsamen	15,0
Bärentraubenblätter	10,0

Zubereitung Einen Eßlöffel der Mischung mit $^1/_4$ l kochendem Wasser übergießen, zehn Minuten ziehen lassen, abseihen, morgens und abends täglich eine Tasse trinken.

oder

Hagebutten	15,0
Bärentraubenblätter	10,0
Wacholderbeeren	10,0
Eichenrinde	5,0
Petersilienwurzel	5,0
Brennesselwurzel	5,0

Zubereitung Einen Eßlöffel der Mischung mit $^1/_4$ l kochendem Wasser übergießen, zehn Minuten ziehen lassen, zweimal täglich eine Tasse trinken.

sehr stark

Hagebutten	5,0
Zinnkraut	15,0
Dornschlehstrauch	5,0

Bohnenschalen	10,0
Brennesselwurzel	10,0
Petersilienwurzel	5,0

Zubereitung Einen Eßlöffel der Mischung mit $^1/_4$ l kochendem Wasser übergießen, zehn Minuten ziehen lassen, zweimal täglich eine Tasse trinken.

– bei Blasen- und Nierenerkrankungen, allgemein

Birkenblätter	10,0
Queckenwurzel	10,0
Goldrutenkraut	10,0
Hauhechelwurzel	10,0
Süßholzwurzel	10,0

Zubereitung Einen Eßlöffel der Mischung mit $^1/_4$ l kochendem Wasser übergießen, zehn Minuten ziehen lassen, abseihen, drei bis vier Tassen täglich frisch zubereiten und trinken.

oder

Bärentraubenblätter	20,0
Birkenblätter	10,0
Bohnenhülsen	5,0
Zinnkraut	15,0

Zubereitung Einen Eßlöffel der Mischung mit $^1/_4$ l kochendem Wasser übergießen, zehn Minuten ziehen lassen, abseihen, drei bis vier Tassen täglich trinken.

– bei gestörter Blasen- und Nierenfunktion

harntreibend

Hauhechel	30,0
Heidnisch Wundkraut	10,0
Odermennig	10,0

Zubereitung Ein Eßlöffel der Mischung wird mit einer Tasse kochendem Wasser überbrüht, zehn Minuten stehengelassen, abseihen, morgens und abends täglich eine Tasse trinken.

oder

Wacholderbeeren	25,0
Petersiliensamen	15,0
Hauhechelwurzel	10,0

Zubereitung Einen Eßlöffel der Mischung mit $^1/_4$ l kochendem Wasser übergießen, zehn Minuten ziehen lassen, abseihen, dreimal täglich eine Tasse trinken. Nicht bei Nierenreizung!

Zinnkraut	15,0
Liebstöckl	5,0
Löwenzahn	10,0
Hauhechel	10,0
Wacholderbeeren	10,0

Zubereitung Einen Eßlöffel der Mischung mit $^1/_4$ l kochendem Wasser übergießen, zehn Minuten stehen lassen, abseihen, dreimal täglich eine Tasse trinken. Nicht bei Nierenreizung!

stärker

Bärlapp	15,0
Birkenblätter	20,0
Liebstöcklwurzel	5,0
Wacholderbeeren	10,0

Zubereitung Einen Eßlöffel der Mischung mit $^1/_4$ l kochendem Wasser übergießen, zehn Minuten ziehen lassen, abseihen, morgens und abends täglich eine halbe Tasse trinken.
Kein Wacholder bei Nierenentzündungen.

– bei Blasen- und Nierensteinen

Eicheln	15,0
Gundelrebe	10,0
Heidnisch Wundkraut	10,0
Päonienwurzel	5,0
Odermennig	5,0
Pfingstrose	5,0

Zubereitung Einen Eßlöffel der Mischung mit einer Tasse kochendem Wasser übergießen, zehn Minuten stehen lassen, abseihen, morgens und abends täglich eine Tasse trinken.

Zinnkraut	15,0
Hagebutten	15,0

Vogelknöterich	10,0
Ginster	10,0

Zubereitung Einen Eßlöffel der Mischung mit einer Tasse kochendem Wasser übergießen, zehn Minuten stehen lassen, zweimal täglich eine Tasse trinken.

Bärentraube	20,0
Maisnarben	20,0
Schachtelhalm	10,0

Zubereitung Einen Eßlöffel der Mischung mit einer Tasse kochendem Wasser übergießen, zehn Minuten ziehen lassen, zweimal täglich eine Tasse trinken.

sehr stark

Attichwurzel	10,0
Zinnkraut	15,0
Bibernelle	5,0
Liebstöckelwurzel	5,0
Bohnenschalen	15,0

Zubereitung Einen Eßlöffel der Mischung mit $1/4$ l kochendem Wasser übergießen, zehn Minuten stehen lassen, früh und abends täglich je eine Tasse trinken. Bei Blasensteinen stets an Operation denken!

– bei Bleichheit (Anämie) und niedrigem Blutdruck

Gänseblümchen	15,0
Löwenfuß	10,0
Rosenblätter	10,0
Wollkraut	10,0
Engelsüß	5,0

Zubereitung Einen Eßlöffel der Mischung mit einer Tasse kochendem Wasser übergießen, zehn Minuten stehen lassen, dreimal täglich eine Tasse trinken.

Brennessel	15,0
Waldmeister	15,0
Walnußblätter	10,0
Lindenblüten	5,0
Enzian	5,0

Zubereitung Ein Eßlöffel der Mischung mit $^1/_4$ l kochendem Wasser übergießen, zehn Minuten stehen lassen, abseihen, morgens und abends täglich je eine Tasse trinken. Nicht in der Schwangerschaft!

Enzianwurzel	5,0
Wermut	10,0
Alantwurzel	10,0
Wegerich	5,0
Angelikawurzel	5,0
Andorn	15,0

Zubereitung Ein Eßlöffel der Mischung mit $^1/_4$ l kochendem Wasser übergießen, zehn Minuten ziehen lassen, abseihen, dreimal täglich eine halbe Tasse trinken. Nicht in der Schwangerschaft!

Thymian	20,0
Wegwarte	10,0
Tausendgüldenkraut	15,0
Andorn	5,0

Zubereitung Einen Eßlöffel der Mischung mit $^1/_4$ l kochendem Wasser übergießen, zehn Minuten ziehen lassen, täglich eine Tasse trinken.

Johanniskraut	30,0
Tausendgüldenkraut	20,0

Zubereitung Einen Eßlöffel der Mischung mit $^1/_4$ l kochendem Wasser übergießen, zehn Minuten ziehen lassen, abseihen, dreimal täglich eine halbe Stunde vor den Mahlzeiten eine halbe Tasse trinken.

**– bei Blutandrang im Kopf,
  Migräne und Kopfschmerz**

Enzian	10,0
Pomeranzen	10,0
Koriander	10,0
Lavendelblüten	10,0
Knabenkraut	10,0

Zubereitung Einen Eßlöffel der Mischung mit $^1/_4$ l kochendem Wasser überbrühen, fünf Minuten ziehen lassen.

Ein- bis zweimal täglich eine Tasse trinken. Nicht in der Schwangerschaft!

Wollkraut	15,0
Johanniskraut	15,0
Schafgarbe	15,0
Weinraute	5,0

Zubereitung Ein Eßlöffel auf eine Tasse kochendes Wasser, fünf Minuten ziehen lassen, zwei- bis dreimal täglich eine halbe Tasse trinken. Nicht mehr!

Wermut	20,0
Ehrenpreis	20,0
Schlüsselblume	10,0

Zubereitung Einen Eßlöffel der Mischung mit $^1/_4$ l kochendem Wasser übergießen, zehn Minuten ziehen lassen, zweimal täglich eine halbe Tasse trinken.

Raute	5,0
Johanniskraut	5,0
Melisse	5,0
Ehrenpreis	10,0
Linde	5,0
Veilchen	10,0
Kamille	5,0
Baldrianwurzel	5,0

Zubereitung Einen Eßlöffel der Mischung mit $^1/_4$ l kochendem Wasser übergießen, zehn Minuten ziehen lassen, mehrmals täglich eine Tasse davon mit etwas Zitrone und Zucker trinken.

Baldrian	10,0
Rosmarin	5,0
Kamille	10,0
Johanniskraut	10,0
Spitzwegerich	15,0

Zubereitung Einen Eßlöffel der Mischung mit $^1/_4$ l kochendem Wasser überbrühen, zehn Minuten ziehen lassen, abseihen, zweimal täglich eine Tasse trinken.

Ehrenpreis	10,0
Himbeere	10,0
Lavendelblüten	10,0
Brombeere	10,0
Weinraute	10,0

Zubereitung Einen Eßlöffel der Mischung mit $^1/_4$ l kochendem Wasser übergießen, zehn Minuten ziehen lassen, zwei- bis dreimal täglich eine halbe Tasse trinken.

**– bei Blutarmut, nach Blutverlusten und
  bei Sauerstoffmangel**

Tausendgüldenkraut	10,0
Wacholder	10,0
Andorn	10,0
Thymian	10,0
Ysop	10,0

Zubereitung Einen Eßlöffel der Mischung mit $^1/_4$ l kochendem Wasser übergießen, zehn Minuten ziehen lassen, abseihen, alle zwei Stunden einen Eßlöffel trinken. Nicht bei Nierenentzündung!

Wermut	15,0
Walnußblätter	15,0
Erdbeerblätter	10,0
Brombeerblätter	10,0

Zubereitung Einen Eßlöffel der Mischung mit $^1/_4$ l kochendem Wasser übergießen, zehn Minuten ziehen lassen, zweimal täglich eine Tasse trinken.

oder

Zinnkraut	10,0
Andorn	5,0
Alantwurzel	10,0
Tausendgüldenkraut	5,0
Wacholderbeeren	15,0
Lindenblüten	5,0

Zubereitung Wie oben, jedoch nicht bei Nierenentzündung trinken! Wirkt stoffwechselanregend!

Eschenblätter	15,0
Brennessel	20,0
Schlüsselblumen	5,0
Ginster	10,0

Zubereitung Einen Eßlöffel der Mischung mit $^1/_4$ l kochendem Wasser übergießen, zehn Minuten stehenlassen, abseihen, zweimal täglich eine halbe Tasse trinken.

Bockshornklee	25,0
Wacholder	15,0
Schafgarbe	10,0

Zubereitung Einen Eßlöffel der Mischung mit $^1/_4$ l kochendem Wasser übergießen, zehn Minuten ziehen lassen, abseihen, zweimal täglich eine halbe Tasse trinken.

stark

Odermennig	10,0
Johanniskraut	5,0
Stiefmütterchen	5,0
Lindenblüten	5,0
Wegwarte	5,0
Alantwurzel	10,0
Wacholderbeeren	5,0
Enzianwurzel	5,0

Zubereitung Einen Eßlöffel der Mischung mit $^1/_4$ l kochendem Wasser übergießen, zehn Minuten ziehen lassen, abseihen, dreimal täglich eine Tasse trinken. Nierenkranke und Schwangere dürfen diesen Tee nicht trinken!

– zur Blutreinigung und Ausleitung von Toxinen

Wermut	15,0
Salbei	15,0
Zinnkraut	15,0
Dornschlehenblüten	5,0

Zubereitung Ein Eßlöffel der Mischung wird mit einer Tasse kochendem Wasser überbrüht, zehn Minuten stehengelassen. Morgens nüchtern und abends vor dem Schlafengehen täglich eine Tasse trinken.

Klettenwurzel	5,0
Wacholderholz	15,0
Wacholderbeeren	5,0
Quendel	15,0
Süßholz	10,0

Zubereitung Einen Eßlöffel der Mischung mit $^1/_4$ l kochendem Wasser überbrühen, zehn Minuten ziehenlassen, abseihen und dreimal täglich eine Tasse trinken. Nicht bei Nierenreizung!

Angelikawurzel	10,0
Dornschlehenblüten	5,0
Hirtentäschel	10,0
Holunderblüten	5,0
Johanniskraut	5,0
Schafgarbe	10,0
Kreuzdornbeeren	5,0

Zubereitung Einen Eßlöffel der Mischung mit einer Tasse kochendem Wasser übergießen, zehn Minuten ziehen lassen, dreimal täglich eine Tasse trinken; Kinder die Hälfte.

Ringelblume	5,0
Malvenblüten, blau	5,0
Wacholderbeeren	5,0
Sandelholz	5,0
Stiefmütterchen	5,0
Schafgarbe	5,0
Nußblätter	5,0
Bohnenschalen	5,0
Faulbaumrinde	5,0
Brennessel	5,0

Zubereitung Ein Eßlöffel der Mischung wird mit einer Tasse kochendem Wasser überbrüht und zehn Minuten stehengelassen; morgens nüchtern und abends eine Tasse trinken.

Tausendgüldenkraut	5,0
Gnadenkraut	5,0
Stiefmütterchen	5,0
Löwenzahnwurzel	5,0
Steinwurz	5,0
Tausendschön	5,0
Erdbeerblätter	5,0
Schafgarbe	10,0
Wacholderbeeren	5,0

Zubereitung Ein Eßlöffel auf eine Tasse kochendes Wasser, morgens nüchtern und abends vor dem Schlafengehen täglich eine Tasse trinken. Nicht bei Nierenreizung!

stark

Birkenblätter	25,0
Holunderblüten	5,0
Brennessel	15,0
Schlehdornblüten	5,0

Zubereitung Einen Eßlöffel mit $^1/_4$ l kochendem Wasser übergießen und zehn Minuten stehen lassen, abseihen und dreimal täglich eine Tasse trinken.

Schlehen	5,0
Hirtentäschel	20,0
Waldmeister	10,0
Knabenkraut	5,0
Fenchelwurzel	10,0

Zubereitung Einen Eßlöffel auf $^1/_4$ l kochendes Wasser, zehn Minuten ziehen lassen, abseihen, dreimal täglich eine Tasse trinken.

oder

Zichorienwurzel	15,0
Graswurzel	15,0
Löwenzahn	10,0
Fenchelsamen	5,0
Himbeerblätter	5,0

Zubereitung Einen Eßlöffel der Mischung auf $^1/_4$ l kochendes Wasser, zehn Minuten ziehen lassen, abseihen, dreimal täglich eine Tasse trinken.

**– bei Darmerkrankungen und
 Obstipation als Klistier (Darmeinlauf)**

Eibischblätter	15,0
Zinnkraut	15,0
Kamillen	10,0
Leinsamen	10,0

Zubereitung Zwei Eßlöffel der Mischung mit 1 l kochendem Wasser überbrühen, zehn Minuten ziehen lassen, abseihen und lauwarm als Einlauf benutzen.

oder

Löwenzahnkraut	15,0
Eiche	5,0
Löwenzahnwurzel	5,0
Gauchheil	5,0
Weißer Andorn	10,0
Kamillen	10,0

Zubereitung 1 $^1/_2$ Eßlöffel der Mischung mit 1 l kochendem Wasser überbrühen, zehn Minuten ziehen lassen, abseihen, lauwarm als Einlauf benutzen.

– bei Durchfallerkrankungen

mild

Kamillen	15,0
Myrtenblätter	15,0
Löwenzahn	10,0
Arnikawurzel	5,0
Löwenfuß	5,0

Zubereitung Einen Eßlöffel der Mischung mit $1/4$ l kochendem Wasser übergießen, zehn Minuten ziehen lassen, abseihen, morgens und abends je eine Tasse trinken.

stärker

Anis	15,0
Baldrian	15,0
Eibisch	10,0
Johanniskraut	10,0

Zubereitung Einen Eßlöffel der Mischung mit $1/4$ l kochendem Wasser übergießen, zehn Minuten stehen lassen, zwei Tassen täglich trinken.

– bei Epilepsie (Fallsucht)

Mistel	15,0
Zinnkraut	15,0
Baldrian	5,0

Wermut	10,0
Labkraut	5,0

Zubereitung Einen Eßlöffel der Mischung mit $^1/_4$ l kochendem Wasser übergießen, zehn Minuten ziehen lassen, abseihen, dreimal täglich eine Tasse trinken.

oder

Zehrkraut	5,0
Salbei	10,0
Meisterwurzel	5,0
Melissen	10,0
Sauerampfer	10,0
Beifuß	5,0
Fenchelwurzel	5,0

Zubereitung Einen Eßlöffel der Mischung mit $^1/_4$ l kochendem Wasser übergießen, zehn Minuten ziehen lassen und abseihen. Morgens und abends je eine Tasse besser viermal täglich eine halbe Tasse trinken.

Bärlapp	10,0
Beifuß	10,0
Pfaffenblümlein	5,0
Mistelblätter	5,0
Natterkopfwurzel	10,0
Päonienwurzel	10,0

Zubereitung Einen Eßlöffel der Mischung mit $^1/_4$ l kochendem Wasser übergießen, zehn Minuten ziehen lassen. Viermal eine halbe oder zweimal eine Tasse täglich trinken.

Pfaffenblümlein	10,0
Eiche	10,0
Salbei	10,0
Mauerraute	5,0
Rosmarin	10,0
Brennesselkraut	5,0

Zubereitung Ein Eßlöffel auf $^1/_4$ l kochendes Wasser, zehn Minuten ziehen lassen, davon mehrere Tassen täglich trinken.

oder

Baldrianwurzel	15,0
Mistel	5,0
Brennesselkraut	15,0
Labkraut	5,0
Arnika	10,0

Zubereitung Einen Eßlöffel mit einer Tasse kochendem Wasser übergießen, zehn Minuten ziehen lassen, dreimal täglich eine Tasse trinken.

Melissen	5,0
Sauerampfer	15,0
Beifuß	10,0
Fenchelwurzel	5,0
Gänseblümchen	5,0
Baldrianwurzel	10,0

Zubereitung Einen Eßlöffel der Mischung mit $^1/_4$ l kochendem Wasser übergießen, zehn Minuten ziehen lassen, morgens und abends je eine Tasse trinken.

**– bei Erkältungskrankheiten,
  Husten, Schnupfen, Heiserkeit
  (grippale Infekte)**

schweißtreibend

Linde	10,0
Holunder	10,0
Salbei	5,0
Wermut	5,0
Schafgarbe	10,0
Brennessel	10,0

Zubereitung Einen Eßlöffel der Mischung mit $^1/_4$ l kochendem Wasser übergießen, zehn Minuten ziehen lassen, abseihen, zwei bis drei Tassen bei Bedarf trinken, jedoch nicht bei Fieber!

oder

Anis	10,0
Schafgarbe	20,0
Holunderblüten	10,0
Lindenblüten	5,0
Kamillen	5,0

Zubereitung Einen Eßlöffel der Mischung mit $1/4$ l kochendem Wasser übergießen, zehn Minuten ziehen lassen, abseihen, zwei bis drei Tassen täglich trinken.

mit Fieber

Tausendgüldenkraut	10,0
Schafgarbe	10,0
Schwalbenwurz	10,0
Hirtentäschel	10,0
Ringelblume	5,0
Pappelkraut	5,0

Zubereitung Einen Eßlöffel der Mischung mit $1/4$ l kochendem Wasser übergießen, zehn Minuten ziehen lassen, zweimal täglich eine Tasse trinken.

oder

Graswurzel	10,0
Knöterich	10,0
Zichorienwurzel	5,0
Süßholz	5,0
Kardobenediktenkraut	5,0
Tausendgüldenkraut	5,0
Raute	5,0
Ringelblumen	5,0

Zubereitung Einen Eßlöffel der Mischung mit $1/4$ l kochendem Wasser übergießen, zehn Minuten stehen lassen, abseihen, dreimal täglich eine Tasse oder sechsmal täglich eine halbe Tasse trinken.

Lindenblüten	15,0
Küchenschelle	15,0
Graswurzel	10,0
Fliederblüten	5,0
Rosenblätter	5,0

Zubereitung Einen Eßlöffel der Mischung mit $^1/_4$ l kochendem Wasser übergießen, zehn Minuten ziehen lassen, morgens und abends je eine halbe Tasse trinken.

Holunder	5,0
Kalmus	5,0
Lindenblüten	5,0
Schafgarbe	10,0
Gänseblümchen	5,0
Rosenblätter	10,0
Wollkraut	10,0

Zubereitung Einen Eßlöffel der Mischung auf $^1/_4$ l kochendes Wasser, zehn Minuten ziehen lassen, dreimal täglich eine Tasse oder sechsmal täglich eine halbe Tasse trinken.

**– als Frühjahrskur zur Ausleitung von Toxinen,
zur Blutreinigung und Regeneration**

Brunnenkresse	5,0
Kerbel	5,0
Sauerampfer	15,0
Spitzwegerich	5,0
Löwenzahn	5,0

Tausendgüldenkraut	5,0
Schafgarbe	5,0
Freisamkraut	5,0

Zubereitung Ein Eßlöffel mit $^1/_4$ l kochendem Wasser aufsetzen, zehn Minuten ziehen lassen, abseihen, morgens und abends je eine Tasse trinken. Jeden dritten Tag aussetzen.

oder

Wacholderspitzen	5,0
Brunnenkresse	5,0
Kerbel	5,0
Sauerampfer	5,0
Spitzwegerich	5,0
Löwenzahn	5,0
Tausendgüldenkraut	10,0
Schafgarbe	5,0
Malven, blau	5,0

Zubereitung Einen Eßlöffel der Mischung auf $^1/_4$ l kochendes Wasser, zehn Minuten ziehen lassen, ein bis zwei Tassen täglich in kleinen Portionen trinken. Nicht bei Nierenentzündung!

Wacholderholz	15,0
Klettenwurzel	5,0
Graswurzel	15,0
Wacholderbeeren	5,0
Süßholzwurzel	10,0

Zubereitung Einen Eßlöffel der Mischung auf $^1/_4$ l kochendes Wasser, zehn Minuten ziehen lassen, ein bis zwei Tassen täglich in kleinen Portionen trinken.

oder

Wacholderbeeren	5,0
Tausendgüldenkraut	5,0
Spitzwegerich	5,0
Zinnkraut	5,0
Brennessel	5,0
Schafgarbe	5,0
Johanniskraut	5,0
Wermut	5,0
Rosmarin	5,0
Salbei	5,0

Zubereitung Einen Eßlöffel der Mischung mit $^1/_4$ l kochendem Wasser übergießen, zehn Minuten ziehen lassen, abseihen, dreimal täglich eine Tasse trinken.

Kalmus	10,0
Brombeerblätter	10,0
Zitwerwurz	10,0
Alantwurz	5,0
Pimpernellwurz	5,0
Süßholzwurzel	10,0

Zubereitung Einen Eßlöffel der Mischung auf eine Tasse kochendes Wasser, zehn Minuten ziehen lassen, morgens und abends je eine halbe Tasse trinken. Vorsicht bei

Magen- und Nierenkrankheiten; Kindern nur kleine Schlucke verabreichen.

oder

Löwenzahnblätter	10,0
Schafgarbe	5,0
Brombeerblätter	15,0
Ehrenpreis	10,0
Kardobenediktenkraut	5,0
Tausendgüldenkraut	5,0

Zubereitung Einen Eßlöffel der Mischung mit einer Tasse kochendem Wasser überbrühen, zehn Minuten stehen lassen. Man trinkt den Tee morgens nüchtern auf zwei Portionen verteilt, also jeweils eine halbe Tasse. Magenkranke dürfen nur eine Tasse nur in kleinen Portionen über den Tag verteilt trinken!

– bei Furunkulose und Blutgeschwüren

als Breiumschlag

Steinkleeblätter	25,0
Kamillen	25,0

Zubereitung Mit $^1/_2$ l Wasser etwas einkochen, in ein Tuch schlagen, gut ausdrücken, möglichst warm auflegen und zusätzlich mit einem wollenen Tuch abdecken.

als Tee

Bitterklee	20,0
Brennessel	15,0
Ringelblumen	5,0
Eichenrinde	10,0

Zubereitung Einen Eßlöffel der Mischung mit $^1/_4$ l kochendem Wasser übergießen, zehn Minuten ziehen lassen, abseihen, morgens und abends je eine Tasse trinken. Mit kaltem Wasser kann man aus dieser Mischung einen Brei bereiten, diesen auf ein Läppchen streichen und auflegen. Tee und Brei können gleichzeitig verabreicht werden.

oder

Kamillenblüten	10,0
Haferstroh	20,0
Erdbeerenblätter	20,0

Zubereitung Einen Eßlöffel der Mischung mit einer Tasse heißem Wasser überbrühen, zehn Minuten ziehen lassen, zweimal täglich eine Tasse trinken.

als starker Breiumschlag

Lavendelblüten	5,0
Pfefferminzblätter	5,0
Quendel	25,0
Thymian	15,0

Zubereitung Die Kräuter mischen und mit $^1/_2$ l Wasser etwas einkochen. Den Brei in ein Tuch schlagen, gut ausdrücken, warm auflegen und mit einem wollenen Tuch abdecken.

Hausmittel

16,0 Weihrauch
16,0 Safran
16,0 Ammoniak in Wachs und Terpentin auflösen, als Salbe auf die erkrankten Stellen auftragen.

Bockshornkleesamen mit kaltem Wasser zu einem Brei vermischen, auf ein Läppchen auftragen und auflegen. Der Samen muß vorher gemahlen sein.

– bei Gallenbeschwerden und Koliken

Melissen	10,0
Färberkraut	10,0
Wermut	10,0
Odermennig	10,0
Hopfen	10,0

Zubereitung Ein Eßlöffel der Mischung wird mit einer Tasse kochendem Wasser überbrüht, zehn Minuten stehengelassen; viermal täglich eine halbe Tasse trinken.

oder

50

Pfefferminzblätter   15,0
Löwenzahn   15,0
Arnika   10,0
Kamillen   10,0

Zubereitung Einen Eßlöffel der Mischung mit $^1/_4$ l kochendem Wasser überbrühen, zehn Minuten stehen lassen, viermal täglich eine halbe Tasse trinken.

– bei Gallensteinen

Sauerampfer   5,0
Tausendgüldenkraut   5,0
Arnika   5,0
Eisenkraut   5,0
Wermut   5,0
Odermennig   5,0
Löwenzahn   10,0
Alant   10,0

Zubereitung Einen Eßlöffel der Mischung mit $^1/_4$ l kochendem Wasser überbrühen, zehn Minuten ziehen lassen, zwei- bis dreimal täglich eine Tasse trinken; bei Therapieresistenz Operation erwägen!

oder

Kamillen   5,0
Hirtentäschel   15,0
Veilchenwurzel   5,0
Enzian   5,0
Zichorienwurzel   20,0

Zubereitung Einen Eßlöffel der Mischung mit $^1/_4$ l kochendem Wasser überbrühen, zehn Minuten ziehen lassen, abseihen, zwei- bis dreimal täglich eine Tasse trinken. Eventuell Operation!

stark

Veilchenwurzel	15,0
Odermennig	15,0
Hirtentäschel	10,0
Vogelknöterich	10,0

Zubereitung Einen Eßlöffel der Mischung mit $^1/_4$ l kochendem Wasser übergießen, zehn Minuten ziehen lassen, dreimal täglich eine Tasse trinken.

oder

Sternanis	5,0
Veilchenwurzel	5,0
Abbißkraut	5,0
Vogelknöterich	20,0
Pfefferminzblätter	5,0
Wacholder	5,0
Ringelblume	5,0

Zubereitung Einen Eßlöffel der Mischung mit $^1/_4$ l kochendem Wasser übergießen, zehn Minuten ziehen lassen, zwei- bis dreimal täglich eine Tasse trinken. Nicht bei Nierenerkrankungen!

oder

Kümmel	5,0
Gelbwurz	10,0
Löwenzahn	15,0
Mariendistelfrüchte	10,0
Pfefferminzblätter	10,0

Zubereitung Einen Eßlöffel der Mischung mit $^1/_4$ l kochendem Wasser übergießen, zehn Minuten ziehen lassen, abseihen, drei bis vier Tassen täglich vor den Mahlzeiten trinken.

Gelbwurz	5,0
Löwenzahn	5,0
Pfefferminzblätter	5,0
Schafgarbe	5,0
Fenchel	5,0
Kornblumenblüten	5,0
Kümmel	5,0
Ringelblume	5,0
Süßholzwurzel	5,0
Wermutkraut	5,0

Zubereitung Einen Teelöffel der Mischung mit $^1/_4$ l kochendem Wasser übergießen, zwanzig Minuten ziehen lassen, drei Tassen täglich trinken.

– bei Gelenkerkrankungen und -entzündungen

als Umschlag

Kamillen	5,0
Leinsamen	10,0
Brennesselkraut	15,0
Holunderblüten	5,0
Feldkümmel	15,0

Zubereitung Die Kräutermischung mit $^1/_2$ l Wasser verkochen, eine halbe Stunde stehen lassen. Ein Leinentuch mit der Flüssigkeit tränken, kalt auf das Gelenk auflegen.

oder

Leinsamen	10,0
Huflattich	20,0
Käsepappel	15,0
Himmelbrandkraut	5,0

Zubereitung Die Kräutermischung mit $^1/_2$ l Wasser verkochen, eine halbe Stunde stehen lassen, kühl auflegen.

– bei Gelenkrheumatismus

akut

Johanniskraut	15,0
Bertramwurz	15,0
Pappelblätter	10,0
Weinblätter	10,0

Zubereitung Einen Eßlöffel der Mischung mit $^1/_4$ l kochendem Wasser überbrühen, zehn Minuten stehen lassen, zweimal täglich eine Tasse trinken.

chronisch

Hauhechel	5,0
Odermennig	5,0
Päonienwurzel	5,0
Wacholder	10,0
Kalmus	10,0
Pfefferminze	5,0
Löffelkraut	5,0
Kamillenblüten	5,0

Zubereitung Zwei Eßlöffel der Mischung mit sechs Tassen kochendem Wasser aufwallen lassen, abseihen und früh am Morgen eine Hälfte warm trinken, die andere Hälfte vor dem Schlafengehen kalt trinken. Nicht bei Nierenentzündung!

– bei Gerstenkorn

Bockshornklee	25,0
Fenchel	15,0
Holunder	10,0

Zubereitung Einen Eßlöffel der Mischung mit $^1/_4$ l kochendem Wasser übergießen, zehn Minuten ziehen lassen, zweimal täglich eine Tasse trinken.

oder

Bockshornklee	25,0
Holunderblätter	25,0

Zubereitung Einen Eßlöffel der Mischung mit $^1/_4$ l kochendem Wasser übergießen, zehn Minuten ziehen lassen, zweimal täglich eine Tasse trinken.

als Umschlag

Eibischblätter	15,0
Malvenblätter	10,0
Leinsamen	10,0
Kamillenblüten	5,0
Honigklee	10,0

Zubereitung Kräutermischung mit $^1/_2$ l Wasser verkochen, eine halbe Stunde stehen lassen, ein Leinentuch mit der Flüssigkeit tränken, kühl auflegen.

oder stärker

Holunderblüten	5,0
Kamillen	5,0
Leinsamen	10,0
Brennesselkraut	15,0
Feldkümmel	15,0

Zubereitung Kräutermischung mit $^1/_2$ l Wasser verkochen und eine halbe Stunde stehen lassen. Ein Leinentuch mit der Flüssigkeit tränken, kühl auflegen.

– bei Gesichtspickeln

Holunderblüten	10,0
Hirtentäschel	10,0
Wohlverleih	10,0
Heidelbeere	10,0
Stiefmütterchen	10,0

Zubereitung Einen Eßlöffel der Mischung mit $^1/_4$ l kochendem Wasser überbrühen, zehn Minuten stehen lassen, dreimal täglich eine Tasse trinken.

zur unterstützenden Blutreinigung

Wegwarte	15,0
Löwenzahn	15,0
Quecke	15,0
Fenchel	5,0

Zubereitung Einen Eßlöffel der Mischung mit $^1/_4$ l kochendem Wasser übergießen, zehn Minuten stehen lassen, dreimal täglich eine Tasse trinken.

– bei geschwollenen Beinen

Huflattich	10,0
Johanniskraut	10,0
Rosmarin	10,0
Zinnkraut	10,0
Wacholderbeeren	10,0

Zubereitung Einen Eßlöffel der Mischung mit zwei Tassen kochendem Wasser übergießen, zehn Minuten stehen lassen, abseihen, morgens und abends je eine Tasse trinken. Nicht bei Nierenkrankheiten!

– bei Gicht

Beinwell	5,0
Birke	5,0
Gamander	15,0
Johanniskraut	15,0
Kardobenediktenkraut	5,0
Hauhechel	5,0

Zubereitung Einen Eßlöffel der Mischung mit $^1/_4$ l kochendem Wasser übergießen, zehn Minuten stehen lassen, abseihen, zweimal täglich eine Tasse trinken.

oder

Kalmus	5,0
Birke	5,0
Enzian	5,0
Ehrenpreis	5,0
Hauhechel	5,0
Gundelrebe	10,0
Wermut	10,0
Kardobenediktenkraut	5,0

Zubereitung Einen Eßlöffel der Mischung mit $1/4$ l kochendem Wasser überbrühen, zehn Minuten stehen lassen, zweimal täglich eine Tasse trinken. Nicht in der Schwangerschaft!

kräftiger

Sauerampferwurzel	15,0
Bitterklee	10,0
Gamander	10,0
Birkenblätter	5,0
Gänseblümchen	5,0
Löwenfuß	5,0

Zubereitung Einen Eßlöffel der Mischung mit $1/4$ l kochendem Wasser übergießen, zehn Minuten stehen lassen, abseihen und eine Tasse täglich in kleinen Portionen trinken.

oder

Petersilienkraut	10,0
Johanniskraut	15,0
Brennessel	15,0
Tormentillwurzel	5,0
Attich	5,0

Zubereitung Vier Eßlöffel mit 1 l Wasser auf $^3/_4$ l einkochen, abseihen, zweimal täglich alle zwei Tage eine Tasse trinken.

Andorn	10,0
Veilchenblätter	5,0
Beinwell	5,0
Gundelrebe	10,0
Kalmus	20,0

Zubereitung Einen Eßlöffel der Mischung mit $^1/_4$ l kochendem Wasser überbrühen, zehn Minuten ziehen lassen und zweimal täglich eine halbe Tasse trinken.

sehr stark

Bitterklee	15,0
Bibernelle	5,0
Hauhechel	5,0
Schlüsselblume	5,0
Ehrenpreis	15,0
Johanniskraut	5,0

Zubereitung Einen Eßlöffel der Mischung mit $^1/_4$ l kochendem Wasser übergießen, abseihen, dreimal täglich eine Tasse trinken.

– bei Grippe

Salbei	5,0
Tausendgüldenkraut	5,0
Fenchel	5,0
Lindenblüten	10,0
Pfefferminze	15,0
Haselnußblätter	10,0

Zubereitung Acht bis zehn Gramm der Mischung mit einer Tasse kochendem Wasser übergießen, zehn Minuten ziehen lassen, abseihen, täglich zwei Tassen trinken.

oder

Huflattichblätter	25,0
Anis	5,0
Altheewurzel	5,0
Löffelkraut	5,0
Süßholzwurzel	10,0

Zubereitung Einen Eßlöffel der Mischung mit $^1/_4$ l kochendem Wasser übergießen, zehn Minuten ziehen lassen, abseihen, dreimal täglich eine Tasse trinken.

kräftiger

Kalmus	5,0
Kamille	5,0
Zinnkraut	5,0
Linde	10,0
Erika	10,0
Bockshornklee	15,0

Zubereitung Einen Eßlöffel dieser Mischung mit $1/4$ l kochendem Wasser übergießen, zehn Minuten ziehen lassen, zweimal täglich eine Tasse trinken.

oder

Schafgarbe	20,0
Huflattich	20,0
Spitzwegerich	10,0

Zubereitung Einen Eßlöffel der Mischung mit einer Tasse kochendem Wasser übergießen, zehn Minuten ziehen lassen, drei- bis viermal täglich eine Tasse trinken.

Kreuzblume	5,0
Huflattich	10,0
Carragheenmoos	10,0
Altheewurzel	5,0
Hohlzahn	5,0
Wollblume	5,0
Süßholz	10,0

Zubereitung Einen Eßlöffel der Mischung mit $^1/_4$ l kochendem Wasser übergießen, zehn Minuten stehen lassen, abseihen, dreimal täglich eine Tasse trinken.

sehr stark

Pfefferminze	5,0
Haselnußblätter	20,0
Johanniskraut	10,0
Majoran	5,0
Tormentill	5,0
Zinnkraut	5,0

Zubereitung Einen Eßlöffel der Mischung mit $^1/_4$ l kochendem Wasser übergießen, zehn Minuten ziehen lassen, abseihen, zweimal täglich eine Tasse trinken.

– bei Gürtelrose (Herpes zoster)

Salbei	15,0
Kamille	5,0
Eichenrinde	10,0
Steinklee	15,0
Linde	5,0

Zubereitung Einen Eßlöffel der Mischung mit $^1/_4$ l kochendem Wasser übergießen, zehn Minuten ziehen lassen, zweimal täglich eine Tasse trinken.

oder

Wacholder	15,0
Bockshornklee	20,0
Hafer	15,0

Zubereitung Einen Eßlöffel der Mischung mit $^1/_4$ l kochendem Wasser übergießen, zehn Minuten ziehen lassen, dreimal täglich eine Tasse trinken.

– bei Haar- und Kopfhauterkrankungen

– bei Haarausfall

Bitterklee	15,0
Ehrenpreis	15,0
Ackerschaftheu	20,0

Zubereitung Einen Eßlöffel dieser Mischung mit $^1/_4$ l kochendem Wasser übergießen, zehn Minuten ziehen lassen, dreimal täglich eine Tasse trinken.

oder

Brennessel	15,0
Klettenwurzel	10,0
Kamillen	10,0
Brombeere	15,0

Zubereitung Einen Eßlöffel der Mischung mit $^1/_4$ l kochendem Wasser übergießen, zehn Minuten ziehen lassen, abseihen, viermal täglich eine Tasse trinken.

– zur Kräftigung des Haares

Brombeerblätter	10,0
Baldrian	5,0
Wacholder	10,0
Pfefferminze	5,0
Kalmus	20,0

Zubereitung Einen Eßlöffel der Mischung mit $^1/_4$ l kochendem Wasser übergießen, zehn Minuten ziehen lassen, abseihen, dreimal täglich eine Tasse trinken.

– bei Hämorrhoidalbeschwerden

Wegwarte	15,0
Schafgarbe	10,0
Brennesselkraut	10,0
Knabenkraut	5,0
Löwenzahn	5,0
Alantwurzel	5,0

Zubereitung Einen Eßlöffel der Mischung mit einer Tasse kochendem Wasser überbrühen, zehn Minuten ziehen lassen, abseihen, zwei bis drei kleine Tassen täglich trinken.

Andorn	15,0
Brennesselkraut	15,0
Rosenblätter	5,0
Sauerampfer	5,0
Schafgarbe	5,0
Knabenkraut	5,0

Zubereitung Einen Eßlöffel dieser Mischung mit einer Tasse kochendem Wasser überbrühen, zehn Minuten ziehen lassen, zwei bis drei kleine Tassen trinken.

Wacholder	20,0
Wegerich	10,0
Huflattich	5,0
Tormentill	10,0
Löwenfuß	5,0

Zubereitung Einen Eßlöffel der Mischung mit $1/4$ l kochendem Wasser überbrühen, zehn Minuten stehen lassen, abseihen und eine Tasse des Tees in zwei gleichen Portionen täglich trinken. Vorsicht, bei Überdosierung Magenblutung!

Wegwarte	15,0
Wermut	5,0
Faulbaumrinde	5,0
Erdrauch	10,0
Rosenblätter	5,0
Andorn	5,0
Gänseblümchen	5,0

Zubereitung Einen Eßlöffel der Mischung mit $1/4$ l kochendem Wasser überbrühen, zehn Minuten stehen lassen, abseihen, zwei- bis dreimal täglich eine kleine Tasse trinken.

stärker

Schafgarbe	20,0
Andorn	10,0
Brennesselkraut	15,0
Löwenzahn	5,0

Zubereitung Einen Eßlöffel der Mischung mit $^1/_4$ l kochendem Wasser überbrühen, zehn Minuten ziehen lassen, dreimal täglich eine Tasse trinken.

oder

Schafgarbe	45,0
Wollblumen	5,0

Zubereitung Einen Eßlöffel der Mischung mit $^1/_4$ l kochendem Wasser übergießen, zehn Minuten ziehen lassen, abseihen, dreimal täglich eine Tasse trinken.

**– bei Hämorrhoiden und
sonstigen Beschwerden im Analbereich**

für Sitzbäder oder als Umschläge

Wegerich	12,5
Hirtentäschel	12,5
Brennessel	12,5
Gauchheil	12,5
Wacholderbeeren	12,5
Malvenkraut	12,5

| Eichenrinde | 12,5 |
| Tormentillwurzel | 12,5 |

Zubereitung Teemischung eine halbe Stunde kochen, 50,0 auf 2 l Wasser. Täglich eine halbe bis eine Stunde den After baden oder halbstündlich Umschläge machen.

oder

Faulbaumrinde	20,0
Kümmel	20,0
Fenchel	10,0

Zubereitung Einen Eßlöffel der Mischung mit $1/4$ l kochendem Wasser übergießen, zehn Minuten ziehen lassen, abseihen, dreimal täglich eine Tasse trinken.

– bei Hautausschlägen, Flechten, Ekzemen, Neurodermitis und Psoriasis (Schuppenflechte)

Braunwurz	15,0
Brunnenkresse	10,0
Kerbel	10,0
Löwenzahn	5,0
Zichorienwurzel	10,0

Zubereitung Einen Eßlöffel der Mischung mit einer Tasse kochendem Wasser überbrühen, zehn Minuten stehen lassen, dreimal täglich nach den Mahlzeiten eine Tasse trinken.

oder

Erdrauch	15,0
Gnadenkraut	5,0
Kerbel	5,0
Rosmarin	15,0
Schöllkraut	10,0

Zubereitung Einen Eßlöffel der Mischung mit $1/4$ l kochendem Wasser übergießen, zehn Minuten ziehen lassen, abseihen, zweimal täglich eine Tasse trinken.

bei Bartflechte

Zinnkraut	20,0
Klettenwurzel	15,0
Tormentillwurzel	15,0

Zubereitung Zweistündlich Waschungen mit einem starken Absud, anschließend Haut einfetten.

Ehrenpreis	20,0
Bockshornklee	15,0
Hafer	15,0

Zubereitung Man überbrüht einen Eßlöffel der Mischung mit $1/4$ l kochendem Wasser, läßt den Aufguß zehn Minuten ziehen. Zweimal täglich eine Tasse trinken.

bei nässenden Ekzemen und Flechten

Ehrenpreis	20,0
Wacholder	15,0
Hafer	15,0

Zubereitung Einen Eßlöffel der Mischung mit $^1/_4$ l kochendem Wasser übergießen, zehn Minuten ziehen lassen, abseihen, zweimal eine Tasse täglich trinken.

Brombeere	10,0
Eiche	10,0
Salbei	15,0
Wermut	15,0

Zubereitung Einen Eßlöffel der Mischung mit $^1/_4$ l kochendem Wasser übergießen, zehn Minuten ziehen lassen, zweimal täglich eine Tasse trinken.

oder

Tannensprossen	30,0
Süßholz	20,0

Zubereitung Einen Eßlöffel der Mischung mit $^1/_4$ l kochendem Wasser übergießen, zehn Minuten ziehen lassen, zweimal täglich eine Tasse trinken.

– bei Hauterkrankungen wie Akne,
   Eiterbläschen und Pusteln

Stiefmütterchen	15,0
Hirtentäschelkraut	20,0
Wohlverleih	5,0
Holunder	10,0

Zubereitung Einen Eßlöffel der Mischung auf $^1/_4$ l kochendes Wasser, zehn Minuten ziehen lassen, drei Tassen täglich trinken.

stärker

Wacholder	25,0
Brennessel	25,0

Zubereitung Einen Eßlöffel der Mischung auf $^1/_4$ l kochendes Wasser, zehn Minuten ziehen lassen, drei Tassen täglich trinken.

– bei Herzerkrankungen wie Angina pectoris
   oder nervösen Herzbeschwerden

Waldmeister	10,0
Pfefferminze	5,0
Raute	5,0
Graswurzel	5,0
Fenchel	5,0
Baldrian	10,0
Süßholz	5,0
Ringelblume	5,0

Zubereitung Einen Eßlöffel der Mischung mit einer Tasse kochendem Wasser überbrühen, fünfzehn Minuten stehen lassen, bis zweimal eine halbe Tasse trinken.

oder

Baldrianwurzel	5,0
Anserin	10,0
Nelkenwurz	5,0
Brombeere	15,0
Pomeranzenblätter	10,0
Pfefferminze	5,0

Zubereitung Einen Eßlöffel der Mischung abends mit $^1/_4$ l kochendem Wasser übergießen und über Nacht stehen lassen, abseihen, früh und abends je eine Tasse trinken.

vegetativer Ursachen

Baldrianwurzel	5,0
Himbeere	15,0
Nelkenwurz	5,0
Melisse	5,0
Pfefferminze	5,0
Wermut	5,0
Pomeranzenblätter	10,0

Zubereitung Einen Eßlöffel der Mischung abends mit $^1/_4$ l kochendem Wasser übergießen und über Nacht stehen lassen. Abseihen, früh und abends eine Tasse trinken.

oder

Minze	30,0
Oleanderblätter	20,0

Zubereitung Zweieinhalb Eßlöffel der Mischung mit 1 $^1/_2$ l kochendem Wasser übergießen, ziehen lassen und innerhalb von zwei Stunden trinken.

– bei Hexenschuß (Lumbago)

Angelikawurzel	5,0
Kamillen	5,0
Lindenblüten	5,0
Holunderblüten	10,0
Wollkraut	10,0
Wacholderbeeren	15,0

Zubereitung Einen Eßlöffel der Mischung mit $^1/_4$ l kochendem Wasser übergießen, zehn Minuten ziehen lassen; zum Schwitzen sehr heiß trinken. Nicht bei Nierenentzündung!

oder

Bockshornklee	15,0
Lindenblüten	10,0
Brennesselblätter	10,0
Steinklee	15,0

Zubereitung Ein Eßlöffel mit $^1/_4$ l kochendem Wasser übergießen, zehn Minuten ziehen lassen, zweimal täglich eine Tasse trinken.

– bei Husten

Huflattich	15,0
Anis	5,0
Thymian	15,0
Eibisch	15,0

Zubereitung Zwei Teelöffel der Mischung mit $^1/_4$ l kochendem Wasser übergießen, zehn Minuten ziehen lassen, abseihen, dreimal täglich eine Tasse trinken.

– bei Hysterie

Enzian	5,0
Haferstroh	10,0
Baldrianwurzel	5,0
Salbei	10,0
Himbeerblätter	15,0
Weinraute	5,0

Zubereitung Einen Eßlöffel der Mischung mit $^1/_4$ l kochendem Wasser übergießen, zehn Minuten ziehen lassen, abseihen, morgens und abends je eine halbe Tasse trinken. Nicht in der Schwangerschaft!

oder

Baldrianwurzel	10,0
Bitterklee	5,0
Graswurzel	20,0
Angelika	5,0
Zitronenschalen	10,0

Zubereitung Einen Eßlöffel des Tees mit $^1/_4$ l kochendem Wasser übergießen, zehn Minuten stehen lassen, zweimal täglich eine halbe Tasse trinken.

etwas stärker

Melisse	10,0
Eiche	5,0
Erdrauch	10,0
Tormentill	5,0
Kardobenediktenkraut	10,0
Weinraute	10,0

Zubereitung Einen Eßlöffel der Mischung mit $^1/_4$ l kochendem Wasser übergießen, zehn Minuten ziehen lassen, dreimal täglich eine Tasse trinken. Nicht in der Schwangerschaft!

oder

Baldrian	15,0
Pfefferminze	5,0
Orangenblätter	10,0
Anserine	10,0
Bitterklee	10,0

Zubereitung Einen Eßlöffel der Mischung mit $^1/_4$ l kochendem Wasser überbrühen, zehn Minuten ziehen lassen, abseihen, dreimal täglich eine Tasse trinken.

– bei Interkostalneuralgie
   **(Zwischenrippenschmerzen; bei Therapieresistenz
   Arzt oder Heilpraktiker aufsuchen)**

Brombeere	10,0
Pfefferminze	5,0
Erika	10,0
Linde	5,0
Schafgarbe	10,0
Kamille	10,0

Zubereitung Einen Eßlöffel der Mischung mit $^1/_4$ l kochendem Wasser übergießen, zehn Minuten ziehen lassen, zweimal täglich eine Tasse trinken.

oder

Schellkraut	15,0
Kamille	35,0

Zubereitung Einen Eßlöffel der Mischung mit $^1/_4$ l kochendem Wasser übergießen, zehn Minuten ziehen lassen, zwei Tassen täglich trinken.

– bei Ischialgie und Schmerzen im Lendenbereich

Gundelrebe	10,0
Hauhechel	10,0
Pappelkraut	10,0
Rainfarnblumen	10,0
Sauerampfer	10,0

Zubereitung Mit einer Tasse kochendem Wasser wird ein Eßlöffel der Teemischung überbrüht und zehn Minuten stehengelassen. Zwei bis drei Tassen täglich trinken.

– bei Kehlkopferkrankungen, belegtem Hals und Heiserkeit

Lungenkrautblätter	15,0
Kamillen	10,0
Salbei	5,0
Beifuß	5,0
Erdbeerblätter	10,0
Waldmeister	5,0

Zubereitung Einen Eßlöffel der Mischung mit $1/4$ l kochendem Wasser übergießen, zehn Minuten ziehen lassen, abseihen und mehrmals täglich eine Tasse trinken.

Eibischkraut	30,0
Eibischwurzel	10,0
Süßholzwurzel	10,0

Zubereitung Einen Eßlöffel der Mischung mit $^1/_4$ l kochendem Wasser überbrühen, zehn Minuten stehen lassen, drei bis vier Tassen täglich trinken.

kräftiger

Anserine	20,0
Fenchel	20,0
Kamillen	10,0

Zubereitung Einen Eßlöffel der Mischung mit $^1/_4$ l kochendem Wasser übergießen, zehn Minuten ziehen lassen, abseihen, zwei bis drei Tassen täglich trinken.

knolliger Geißbart	20,0
Knöterich	5,0
Linde	5,0
Odermennig	5,0
Salbei	15,0

Zubereitung Einen Eßlöffel der Mischung mit $^1/_4$ l kochendem Wasser übergießen, zehn Minuten ziehen lassen, dreimal täglich eine Tasse trinken.

Schafgarbe	20,0
Knöterich	5,0
Linde	5,0
Salbei	10,0
Kamille	10,0

Zubereitung Einen Eßlöffel der Mischung mit $^1/_4$ l kochendem Wasser übergießen, zehn Minuten ziehen lassen, dreimal täglich eine Tasse trinken.

Isländisches Moos	20,0
Angelika	5,0
Kamille	10,0
Rosmarin	10,0
Linde	5,0

Zubereitung Einen Eßlöffel der Mischung mit $^1/_4$ l kochendem Wasser übergießen, zehn Minuten ziehen lassen, abseihen, dreimal täglich eine Tasse trinken.

– bei Keuchhusten und Pseudokrupp

Lungenkraut	15,0
Kamillen	15,0
Fenchel	10,0
Zitronenschalen	5,0
Thymian	5,0

Zubereitung Einen Eßlöffel der Mischung mit $^1/_4$ l kochendem Wasser übergießen, zehn Minuten ziehen lassen, drei- bis viermal täglich eine Tasse trinken.

Tausendgüldenkraut	15,0
Anserine	15,0
Wohlverleih	5,0
Nußblätter	10,0
Linde	5,0

Zubereitung Man übergießt einen Eßlöffel der Mischung mit $^1/_4$ l kochendem Wasser; zehn Minuten ziehen lassen, zweimal täglich eine Tasse trinken.

oder

Fenchel	10,0
Rosmarin	10,0
Thymian	10,0
Eibisch	10,0
Kalmus	10,0

Zubereitung Einen Eßlöffel der Mischung mit $1/4$ l kochendem Wasser übergießen, zehn Minuten ziehen lassen, abseihen, mehrmals täglich einen halben Eßlöffel mit Zucker trinken.

Eisenkraut	15,0
Sauerampfer	15,0
Anserine	15,0
Süßholzwurzel	5,0

Zubereitung Einen Eßlöffel der Mischung mit $1/4$ l kochendem Wasser übergießen, zehn Minuten ziehen lassen, abseihen, zwei- bis dreimal täglich eine halbe Tasse trinken.

Salbei	10,0
Eukalyptus	10,0
Thymian	10,0
Nußblätter	10,0
Veilchenwurzel	10,0

Zubereitung Einen Eßlöffel der Mischung mit $1/4$ l kochendem Wasser überbrühen, zehn Minuten ziehen lassen, abseihen, mehrmals täglich eine Tasse mit etwas Zucker (Kandis) trinken.

stärker

Eibischwurzel	10,0
Huflattichblätter	15,0
Malvenblüten	10,0
Süßholzwurzel	10,0
Anis	5,0

Zubereitung Ein Eßlöffel Tee und drei Tassen Wasser werden auf zwei Tassen eingekocht, dreimal täglich eine Tasse trinken.

– bei Kniegelenkergüssen und -entzündungen

Arnikablüten	25,0
Fichtensprossen	25,0

Zubereitung Einen Eßlöffel der Mischung mit $1/4$ l kochendem Wasser übergießen, zehn Minuten ziehen lassen, abseihen, heiße, aber gut ausgedrückte Umschläge anlegen.

oder

Zinnkraut	15,0
Hagebuttenkerne	15,0
Wacholderbeeren	20,0

Zubereitung Einen Eßlöffel der Mischung mit $^1/_4$ l kochendem Wasser überbrühen, zehn Minuten ziehen lassen, dreimal täglich eine Tasse trinken. Nicht bei Nierenentzündung!

– bei Kopfschmerzen

Wegerich	15,0
Kamillen	15,0
Lindenblüten	10,0
Gartenraute	10,0

Zubereitung Einen Eßlöffel der Mischung mit $^1/_4$ l kochendem Wasser überbrühen, zehn Minuten ziehen lassen, zwei- bis dreimal täglich eine Tasse trinken.

stärker

Eisenkrautwurzel	15,0
Schlüsselblumen	15,0
Sauerampfer	10,0
Holunder	5,0
Enzian	5,0

Zubereitung Einen Eßlöffel der Mischung mit einer Tasse kochendem Wasser überbrühen, zehn Minuten stehen lassen, abseihen, zwei- bis dreimal täglich eine halbe Tasse trinken. Nicht in der Schwangerschaft!

82

– zur Kräftigung und Stabilisierung der körpereigenen Abwehr, allgemein

Tausendgüldenkraut	25,0
Kardobenediktenkraut	15,0
Schafgarbe	10,0

Zubereitung Einen Eßlöffel der Mischung mit $^1/_4$ l kochendem Wasser übergießen, zehn Minuten ziehen lassen, drei Tassen täglich trinken.

Wacholderbeeren	5,0
Kornblume	5,0
Nußblätter	5,0
Baldrian	10,0
Enzianwurzel	5,0
Tausendgüldenkraut	10,0
Süßholzwurzel	10,0

Zubereitung Einen Eßlöffel der Mischung mit einer Tasse kochendem Wasser überbrühen, nach dem Frühstück und Mittagessen jeweils eine Tasse trinken.

Lindenblüten	15,0
Schafgarbe	15,0
Basilienkraut	5,0
Baldrianwurzel	5,0
Zichorienwurzel	5,0
Enzianwurzel	5,0

Zubereitung Einen Eßlöffel der Teemischung mit einer Tasse kochendem Wasser übergießen und zehn Minuten stehen lassen. Mehrmals vor den Mahlzeiten trinken.

bei allgemeiner Schwäche

als Badezusatz

Basilienkraut	5,0
Thymian	20,0
Quendel	20,0
Pfefferminze	5,0

Zubereitung $^1/_2$ kg der Mischung auf 4 l kochendes Wasser, überbrühen, dem Badewasser zusetzen (bei Rheuma, Gicht usw.).

oder

Kamillenblüten	10,0
Quendel	10,0
Thymian	10,0
Lavendelblüten	10,0
Rosmarin	10,0

Zubereitung Diese Mischung mit 3 l kochendem Wasser überbrühen und einem Vollbad zusetzen (krampflösend, bei Nervenerschöpfung).

– bei Krampfadern
(Varikosis)

Eberwurz	20,0
Goldwurzel	15,0
Holunderblüten	5,0
Tausendgüldenkraut	10,0

Zubereitung Einen Eßlöffel der Mischung mit einer Tasse kochendem Wasser übergießen, zehn Minuten ziehen lassen, abseihen. Als feuchte, kräftig ausgedrückte, kühle Umschläge verwenden.

Rosmarin	15,0
Quendel	10,0
Rainfarnkraut	10,0
Kamillen	5,0
Hopfen	5,0
Lavendelblume	5,0

Zubereitung Die Kräutermischung mit $1/2$ l kochendem Wasser übergießen und ca. dreißig Minuten stehen lassen. Ein Leinentuch darin tränken, gut ausdrücken und als kalten Umschlag auflegen.

– bei Kreuzschmerzen (Lumbalgie) und
Rückenschmerzen (immer Ursache klären)

Schafgarbe	15,0
Lindenblüten	10,0
Erdbeerblätter	5,0

Basilienkraut	5,0
Baldrianwurzel	5,0
Zichorienwurzel	10,0

Zubereitung Einen Eßlöffel der Mischung mit $^1/_4$ l kochendem Wasser überbrühen, zehn Minuten ziehen lassen, mehrmals täglich vor den Mahlzeiten eine Tasse trinken.

Hauhechel	10,0
Päonienwurzel	10,0
Kalmus	10,0
Pfefferminze	10,0
Löffelkraut	5,0
Kamillen	5,0

Zubereitung Zwei Eßlöffel der Mischung mit sechs Tassen Wasser abkochen. Morgens eine Hälfte warm, abends die andere Hälfte kalt trinken.

**– bei Kropf (Hypothyreose =
  Schilddrüsenunterfunktion)**

Andorn schwarz	5,0
Baldrian	5,0
Melissenblätter	5,0
Braunwurz	5,0
Kleblabkraut	5,0
Eisenkraut	5,0
Kardobenediktenkraut	5,0
Betonienkraut	5,0

| Ginster | 5,0 |
| Enzian | 5,0 |

Zubereitung Einen gehäuften Teelöffel der Mischung mit einer Tasse kochendem Wasser überbrühen, 15 Minuten ziehen lassen, dreimal täglich eine Tasse vor den Mahlzeiten trinken.

– bei Kurzatmigkeit

Malvenblüten	10,0
Lavendelblüten	5,0
Wollkrautblüten	10,0
Huflattichblätter	15,0
Eukalyptusblätter	5,0
Grindeliakraut	5,0

Zubereitung Einen Eßlöffel der Mischung mit einer Tasse kochendem Wasser übergießen, zehn Minuten ziehen lassen, drei- bis viermal täglich eine Tasse trinken.

– bei Lähmungserscheinungen (Paresen) und nach Schlaganfall

Betonie	15,0
Rosmarin	10,0
Salbei	10,0
Wacholderbeeren	5,0
Arnika	10,0

Zubereitung Einen Eßlöffel dieser Mischung mit einer Tasse kochendem Wasser übergießen, zehn Minuten ziehen lassen, abseihen, zweimal täglich eine Tasse trinken.

– bei Lebererkrankungen, im besonderen bei Leberverhärtung

Odermennig	10,0
Löwenzahn	10,0
Sauerampfer	5,0
Schöllkraut	10,0
Tausendgüldenkraut	5,0
Enzian	5,0
Wegwarte	5,0

Zubereitung Einen Eßlöffel der Mischung mit $1/4$ l kochendem Wasser übergießen, zehn Minuten ziehen lassen, abseihen, zweimal täglich eine halbe Tasse, oder eine Tasse täglich auf drei gleiche Teile verteilen. Nicht in der Schwangerschaft!

– bei Leibschmerzen bzw. Bauchschmerzen (Ursache klären lassen)

Pfefferminze	5,0
Kamillen	5,0
Hirtentäschel	5,0
Majoran	10,0
Fenchel	5,0

Himbeere	15,0
Dill	5,0

Zubereitung Einen Eßlöffel der Mischung mit $^1/_4$ l kochendem Wasser übergießen, zehn Minuten ziehen lassen, abseihen; möglichst heiß trinken. Mehrere Tassen täglich trinken.

– bei Luftröhrenentzündung (Bronchitis)

Hohlzahn	5,0
Huflattich	5,0
Bittere Kreuzblume	5,0
Isländisches Moos	5,0
Wasserfenchel	5,0
Anis	5,0
Fenchel	10,0
Süßholz	10,0

Zubereitung Einen Eßlöffel der Mischung mit $^1/_4$ l kochendem Wasser übergießen, zehn Minuten stehen lassen, abseihen, dreimal täglich eine Tasse trinken. Kur: 200 Gramm.

oder

Eibischblätter	20,0
Huflattich	10,0
Eibischblüten	5,0
Malvenblüten	5,0
Süßholzwurzel	10,0

Zubereitung Ein Eßlöffel Tee auf drei Tassen Wasser, auf
zwei Tassen einkochen, dreimal täglich eine Tasse trinken. Kur: ca. 300 Gramm.

stärker

Lungenkrautblätter	15,0
Waldmeister	15,0
Salbei	5,0
Beifuß	5,0
Erdbeerblätter	5,0
Kamillen	5,0

Zubereitung Einen Eßlöffel der Mischung auf $1/4$ l kochendes Wasser, zwei bis drei Tassen täglich trinken. Kur:
ca. 300 Gramm.

oder

Spitzwegerich	20,0
Brennessel	15,0
Schafgarbe	15,0

Zubereitung Einen Eßlöffel dieser Mischung mit $1/4$ l kochendem Wasser überbrühen, zehn Minuten ziehen lassen, dreimal täglich eine Tasse trinken. Kur: 300 Gramm.

schleimlösend

Leinsamen	10,0
Königskerze	10,0

Gamander	5,0
Altheewurzel	5,0
Huflattichblätter	5,0
Gundelrebe	5,0
Engelsüß	5,0
Isländisches Moos	5,0

Zubereitung Einen Eßlöffel der Mischung mit einer Tasse kochendem Wasser übergießen, zehn Minuten stehen lassen, abseihen. Drei Tassen täglich trinken, auch öfter in kleinen Mengen trinken.

– bei Luftröhrenverschleimung

Engelsüß	5,0
Leinsamen	25,0
Gamander	20,0

Zubereitung Einen Eßlöffel der Mischung mit $1/4$ l kochendem Wasser übergießen, dreimal täglich eine Tasse trinken. Kur: 300 Gramm.

oder

Huflattichblätter	5,0
Eibischwurzeln	5,0
Süßholzwurzel	15,0
Veilchenwurzel	5,0
Stockrosen	5,0
Wollkrautblätter	10,0
Sternanis	5,0

Zubereitung Einen Eßlöffel der Mischung mit $^1/_4$ l kochendem Wasser übergießen, zehn Minuten ziehen lassen, abseihen, zweimal täglich eine Tasse trinken. Kur: 300 Gramm.

Eibischkraut	15,0
Eibischwurzel	5,0
Kreuzblume	5,0
Süßholz	10,0
Rote Kornblume	5,0
Huflattich	10,0

Zubereitung Einen Eßlöffel der Mischung mit $^1/_4$ l kochendem Wasser übergießen, zehn Minuten ziehen lassen, abseihen, dreimal täglich eine Tasse trinken. Kur: 300 Gramm.

Eibischwurzel	15,0
Eibischkraut	30,0
Süßholzwurzel	5,0

Zubereitung Einen Eßlöffel mit einer Tasse Wasser aufkochen lassen, dreimal täglich eine Tasse trinken. Kur: 300 Gramm.

– bei Magenbeschwerden, im besonderen bei chronischer Gastritis

Tausendgüldenkraut	15,0
Bitterklee	20,0
Angelika	5,0
Kalmus	10,0

Zubereitung Einen Eßlöffel der Mischung mit $^1/_4$ l kochendem Wasser übergießen, zehn Minuten ziehen lassen, vor den Hauptmahlzeiten je eine halbe bis eine Tasse trinken.

oder

Baldrianwurzel	10,0
Schafgarbe	10,0
Pfefferminze	10,0
Wermut	10,0
Holunderblätter	10,0

Zubereitung Einen Eßlöffel der Mischung mit $^1/_4$ l kochendem Wasser aufgießen, zehn Minuten ziehen lassen, dreimal täglich eine Tasse trinken. Nicht in der Schwangerschaft!

stärker

Tausendgüldenkraut	10,0
Pomeranzenhalm	10,0
Enzian	10,0
Ginster	10,0
Pfefferminzblätter	10,0

Zubereitung Einen Eßlöffel der Mischung mit $^1/_4$ l kochendem Wasser überbrühen, zehn Minuten ziehen lassen, dreimal täglich eine Tasse trinken. Nicht in der Schwangerschaft!

Fenchel	20,0
Anserine	20,0
Kümmel	10,0

Zubereitung Einen Eßlöffel der Mischung mit $^1/_4$ l kochendem Wasser übergießen, zehn Minuten ziehen lassen, dreimal täglich eine Tasse trinken.

– bei Magen- und Darmerkrankungen, allgemein

Baldrianwurzel	15,0
Kümmel	10,0
Pfefferminze	15,0
Kamille	10,0

Zubereitung Einen Eßlöffel mit einer Tasse kochendem Wasser übergießen, zehn Minuten ziehen lassen, mehrmals zwischen den Mahlzeiten eine Tasse trinken.

– bei Magen- und Oberbauchkrämpfen (Ursache klären)

mild

Kamillen	15,0
Zitronenschalen	15,0
Koriander	10,0
Schafgarbe	10,0

Zubereitung Einen Eßlöffel der Mischung mit $^{1}/_{4}$ l kochendem Wasser zubereiten, zehn Minuten ziehen lassen, dreimal täglich eine Tasse trinken.

oder

Enzianwurzel	10,0
Pomeranzenschalen	10,0
Kalmus	10,0
Rhabarber	5,0
Anis	5,0
Koriandersamen	5,0
Mauerraute	5,0

Zubereitung Einen Eßlöffel der Mischung mit $^{1}/_{4}$ l kochendem Wasser übergießen, zehn Minuten stehen lassen, abseihen. Eine halbe bis eine Tasse pro Tag. Nicht in der Schwangerschaft!

– bei Magenschwäche und Völlegefühl

Eberwurz	10,0
Bibernell	15,0
Angelika	10,0
Fenchel	5,0
Melissen	10,0

Zubereitung Einen Eßlöffel der Mischung mit $^{1}/_{4}$ l kochendem Wasser übergießen, zehn Minuten ziehen lassen, abseihen, eine halbe bis eine Tasse täglich trinken.

oder

Krauseminze	10,0
Anis	10,0
Baldrian	5,0
Kalmus	5,0
Engelwurz	5,0
Tausendgüldenkraut	5,0
Enzian	5,0
Benediktenkraut	5,0

Zubereitung Einen Eßlöffel der Mischung mit $1/4$ l kochendem Wasser übergießen, zehn Minuten ziehen lassen, eine halbe Tasse täglich trinken.

stärker

Wacholderbeeren	15,0
Kalmus	15,0
Pimpinellwurzel	5,0
Brombeere	5,0
Wermut	5,0
Wacholderholz	5,0

Zubereitung Einen Eßlöffel der Mischung mit $1/4$ l kochendem Wasser übergießen, zehn Minuten ziehen lassen, abseihen und vor den Hauptmahlzeiten eine halbe bis eine Tasse trinken.

Melisse	5,0
Tausendgüldenkraut	15,0
Bitterklee	15,0

Hopfen	5,0
Andorn	10,0

Zubereitung Einen Eßlöffel der Mischung mit $^1/_4$ l kochendem Wasser übergießen, zehn Minuten ziehen lassen, abseihen, eine halbe Stunde vor jeder Mahlzeit eine halbe Tasse trinken. Den Tee stets frisch zubereiten!

Enzianwurzel	10,0
Pomeranzenschale	10,0
Tausendgüldenkraut	15,0
Wermutkraut	10,0
Zimt	5,0

Zubereitung Zwei Teelöffel der Mischung mit $^1/_4$ l kochendem Wasser übergießen, zehn Minuten ziehen lassen, mehrmals täglich eine Tasse vor den Mahlzeiten.

– bei Mandelentzündung und entzündlichen Rachenerkrankungen

Eibischblätter	10,0
Käsepappel	10,0
Kamillen	5,0
Fliederblüten	5,0
Wollkraut	5,0
Lungenkraut	5,0
Pomeranzenschalen	5,0
Königskerzen	5,0

Zubereitung Einen Eßlöffel der Mischung mit einer Tasse kochendem Wasser überbrühen, zehn Minuten stehen lassen, abseihen, dreimal täglich eine Tasse trinken.

bei Eiterbildung

Käsepappel	15,0
Eibischkraut	10,0
Fliederblüten	5,0
Wollkraut	10,0
Malven, schwarz	10,0

Zubereitung Einen Eßlöffel dieser Mischung mit $1/4$ l kochendem Wasser übergießen, zehn Minuten ziehen lassen, abseihen und nur zum Gurgeln benutzen. Mehrmals täglich frisch zubereiten!

stärker

Heidnisch Wundkraut	20,0
Malven	10,0
Tormentill	5,0
Huflattich	10,0
Veilchenblätter	5,0

Zubereitung Einen Eßlöffel der Mischung mit $1/4$ l kochendem Wasser übergießen, zehn Minuten ziehen lassen, zum Gurgeln mehrmals täglich frisch zubereiten!

mit Halsverschleimung

Schafgarbe	15,0
Zinnkraut	10,0
Kamille	15,0
Salbei	10,0

Zubereitung Einen Eßlöffel der Mischung mit $^1/_4$ l kochendem Wasser übergießen, zehn Minuten ziehen lassen, abseihen, dreimal täglich eine Tasse trinken.

als Mundspülung

Wegtritt	15,0
Brunellenblätter	10,0
Salbei	10,0
Bockshornklee	10,0
Tormentillwurzel	5,0

Zubereitung Einen Eßlöffel der Mischung mit $^1/_4$ l kochendem Wasser übergießen, 30 Minuten stehen lassen, dann nur zum Gurgeln benutzen. Jedesmal frisch zubereiten!

kräftiger

Tormentillwurzel	15,0
Salbeikraut	10,0
Zinnkraut	10,0
Eiche	10,0
Fliederblumen	5,0

Zubereitung Einen Eßlöffel der Mischung mit $^1/_4$ l kochendem Wasser übergießen, zehn Minuten ziehen lassen, dann Gurgeln. Immer frisch zubereiten!

als Umschlag

Leinsamen	25,0
Eibischwurzel	25,0

Zubereitung Mischung mit $^1/_2$ l Wasser ganz einkochen, in ein Tuch einschlagen, möglichst warm anlegen.

– bei Masern als begleitende Behandlung

Lindenblüten	10,0
Himbeere	15,0
Abbiß	10,0
Schafgarbe	15,0

Zubereitung Einen Eßlöffel der Mischung mit $^1/_4$ l kochendem Wasser übergießen, zehn Minuten ziehen lassen, abseihen, mehrmals täglich eine halbe Tasse trinken.

oder

Bockshornklee	20,0
Brombeere	10,0
Linde	5,0
Wermut	5,0
Kamille	10,0

Zubereitung Einen Eßlöffel der Mischung mit $1/4$ l kochendem Wasser übergießen, zehn Minuten ziehen lassen, abseihen, zweimal täglich eine Tasse trinken.

Lindenblüten	15,0
Schafgarbe	20,0
Süßholz	15,0

Zubereitung Einen Eßlöffel der Mischung mit $1/4$ l kochendem Wasser übergießen, zehn Minuten ziehen lassen, stündlich einen Eßlöffel trinken.

stärker

Fenchel	15,0
Himbeere	10,0
Anserine	15,0
Kamillen	10,0

Zubereitung Einen Eßlöffel der Mischung mit $1/4$ l kochendem Wasser übergießen, zehn Minuten ziehen lassen, abseihen, drei bis vier Tassen täglich trinken.

**– bei Migräne und
  einseitigen Kopfschmerzen**

Fenchel	10,0
Baldrian	10,0
Wacholder	10,0
Schafgarbe	20,0

Zubereitung Einen Eßlöffel der Mischung mit einer Tasse kochendem Wasser übergießen, zehn Minuten ziehen lassen, zweimal täglich eine Tasse trinken. Nicht bei Nierenentzündung!

kräftiger

Kamille	10,0
Brombeere	5,0
Baldrian	10,0
Schafgarbe	5,0
Spitzwegerich	15,0
Lavendel	5,0

Zubereitung Einen Eßlöffel der Mischung mit $1/4$ l kochendem Wasser übergießen, zehn Minuten ziehen lassen, abseihen, zweimal täglich eine Tasse trinken.

– bei Mundfäule und Mundgeruch

Zinnkraut	25,0
Salbei	25,0

Zubereitung Einen Eßlöffel der Mischung mit $1/4$ l kochendem Wasser übergießen, zehn Minuten ziehen lassen, zweimal täglich eine Tasse trinken.

Bockshornklee	20,0
Schafgarbe	15,0
Kalmus	10,0
Kamille	5,0

Zubereitung Einen Eßlöffel der Mischung mit $^1/_4$ l kochendem Wasser übergießen, zehn Minuten ziehen lassen, abseihen, zweimal täglich eine Tasse trinken.

– bei Muskelrheumatismus (Weichteilrheumatismus)

Bockshornklee	15,0
Bitterklee	20,0
Schafgarbe	15,0

Zubereitung Einen Eßlöffel der Mischung mit $^1/_4$ l kochendem Wasser übergießen, zehn Minuten ziehen lassen, zweimal täglich eine Tasse trinken.

kräftiger

Brennessel	10,0
Pappelknospen	10,0
Weidenblätter	5,0
Wermut	5,0
Estragon	10,0
Ulmenspierstaude	10,0

Zubereitung Einen Eßlöffel der Mischung mit $^1/_4$ l kochendem Wasser übergießen, zehn Minuten ziehen lassen, mehrmals täglich mit Zitrone und Zucker (Kandis) trinken.

chronisch

Spitzwegerich	10,0
Guajakholz	10,0
Salbei	10,0
Sassafrasholz	10,0
Wermut	10,0

Zubereitung Zwei Eßlöffel der Mischung mit sechs Tassen Wasser abkochen, eine Hälfte morgens im Bett trinken, die andere Hälfte abends vor dem Schlafengehen. Nicht in der Schwangerschaft!

Guajakholz	15,0
Haselwurz	15,0
Enzianwurzel	10,0
Tausendgüldenkraut	10,0

Zubereitung Einen Eßlöffel der Mischung mit $^1/_4$ l kochendem Wasser übergießen, zehn Minuten ziehen lassen, abseihen, dreimal täglich einen Eßlöffel nehmen. Nicht in der Schwangerschaft!

als Umschlag

Leinsamen	15,0
Feldkümmel	10,0
Holunderblüten	10,0
Brennessel	10,0
Kamillen	5,0

Zubereitung Die Kräutermischung mit $^1/_2$ l Wasser verkochen, eine halbe Stunde stehen lassen, in ein Leinentuch geben, gut ausdrücken, möglichst warm auflegen und
mit einem Wolltuch abdecken.

– bei Nervenentzündungen (Neuritiden)

Baldrianwurzel	5,0
Engelwurz	5,0
Kümmel	5,0
Spechtwurz	5,0
Pappelknospen	5,0
Kamille	5,0
Hopfen	10,0
Borretsch	10,0

Zubereitung Einen Eßlöffel der Mischung mit $^1/_4$ l kochendem Wasser übergießen, zehn Minuten ziehen lassen, abseihen, mehrmals täglich eine Tasse mit Zitrone
und Kandis trinken.

oder

Pfefferminze	5,0
Rosmarin	10,0
Melisse	5,0
Raute	5,0
Baldrian	10,0
Johanniskraut	10,0
Flohkraut	5,0

Zubereitung Einen Eßlöffel der Mischung mit $1/4$ l kochendem Wasser übergießen, zehn Minuten ziehen lassen, abseihen, dreimal täglich zwei Eßlöffel trinken.

stärker

Minze	5,0
Johanniskraut	10,0
Raute	5,0
Schlüsselblume	5,0
Veilchenwurzel	5,0
Schafgarbe	15,0
Wermut	5,0

Zubereitung Einen Eßlöffel der Mischung mit $1/4$ l kochendem Wasser übergießen, zehn Minuten stehen lassen, abseihen, zweimal täglich eine Tasse trinken. Nicht in der Schwangerschaft!

oder

Schlüsselblume	20,0
Veilchenwurz	10,0
Rosmarin	10,0
Johanniskraut	10,0

Zubereitung Einen Eßlöffel der Mischung mit $1/4$ l kochendem Wasser übergießen, zehn Minuten ziehen lassen, abseihen, zweimal täglich eine Tasse trinken. Nicht in der Schwangerschaft!

sehr stark

Eisenkraut	15,0
Brombeerblätter	10,0
Baldrian	10,0
Raute	5,0
Rosmarin	5,0
Schafgarbe	5,0

Zubereitung Einen Eßlöffel der Mischung mit $^1/_4$ l kochendem Wasser übergießen, zehn Minuten ziehen lassen, abseihen, morgens und abends je eine halbe Tasse trinken.

mit ziehenden Schmerzen

Kamille	15,0
Erdbeere	15,0
Schellkraut	10,0
Schafgarbe	10,0

Zubereitung Einen Eßlöffel der Mischung mit $^1/_4$ l kochendem Wasser übergießen, zehn Minuten ziehen lassen, abseihen, zweimal täglich eine Tasse trinken, aber nicht zu oft!

mit stärkeren Schmerzen

Wegwarte	15,0
Pfefferminze	5,0
Linde	10,0
Kamille	5,0

Baldrian	5,0
Brombeere	10,0

Zubereitung Einen Eßlöffel der Mischung mit $^1/_4$ l kochendem Wasser übergießen, zehn Minuten ziehen lassen, zweimal täglich eine Tasse trinken.

– bei Nervenschwäche und Nervosität

Schafgarbe	15,0
Erdbeere	5,0
Majoran	5,0
Fichte	10,0
Schlüsselblume	5,0
Wegwarte	10,0

Zubereitung Einen Eßlöffel der Mischung mit $^1/_4$ l kochendem Wasser übergießen, zehn Minuten ziehen lassen, abseihen, zweimal täglich eine Tasse trinken.

oder

Baldrianwurzel	5,0
Brombeere	5,0
Nelkenwurzel	5,0
Erdbeere	10,0
Pfefferminze	5,0
Johanniskraut	10,0
Pomeranzenblätter	10,0

Zubereitung Einen Eßlöffel der Mischung abends mit $^1/_4$ l kochendem Wasser übergießen, über Nacht stehen lassen, abseihen, morgens und abends je eine Tasse trinken.

stärker

Baldrian	15,0
Bitterklee	15,0
Pfefferminze	20,0

Zubereitung Ein Eßlöffel der Mischung wird mit $^1/_4$ l kochendem Wasser überbrüht, zehn Minuten stehen lassen, abseihen, zwei Eßlöffel von diesem Extrakt in eine Tasse kaltes Wasser geben; diesen verdünnten Tee mehrmals täglich trinken.

oder

Melissen	5,0
Baldrian	5,0
Majoran	5,0
Brombeerblätter	15,0
Heidekraut	20,0

Zubereitung Einen Eßlöffel der Mischung mit $^1/_4$ l kochendem Wasser überbrühen, zehn Minuten ziehen lassen, abseihen, dreimal täglich eine Tasse trinken. Nicht in der Schwangerschaft!

– bei Nesselfieber
(Nesselsucht = Urticaria)

Schafgarbe	15,0
Linde	15,0
Wacholder	20,0

Zubereitung Einen Eßlöffel der Mischung auf $^1/_4$ l kochendes Wasser, zehn Minuten ziehen lassen, abseihen, zweimal täglich eine Tasse trinken. Nicht bei Nierenreizung!

oder

Brennessel	25,0
Wacholder	25,0

Zubereitung Einen Eßlöffel der Mischung mit $^1/_4$ l kochendem Wasser übergießen, zehn Minuten ziehen lassen, dreimal täglich eine Tasse trinken. Nicht bei Nierenentzündung!

– bei entzündlichen Nierenerkrankungen

Kamille	5,0
Birkenblätter	5,0
Hagebutten	5,0
Johanniskraut	10,0
Hauhechel	5,0
Basilikum	5,0
Storchschnabel	5,0

Zichorienwurzel   5,0
Gänseblümchen   5,0

Zubereitung Einen Eßlöffel der Mischung mit $1/4$ l kochendem Wasser übergießen, zehn Minuten ziehen lassen, abseihen. Morgens und abends je eine halbe Tasse trinken.

zum Schwitzen

Hagebuttenfrüchte   50,0

Zubereitung Einen Eßlöffel der Früchte mit $1/4$ l Wasser zehn Minuten lang auskochen, abseihen, ein bis zwei Tassen täglich trinken.

– bei Nierensteinen und -koliken

bei Kolik

Hirtentäschel   20,0
Hagebutten   10,0
Vogelknöterich   10,0
Wegwarte   10,0

Zubereitung Einen Eßlöffel der Mischung mit $1/4$ l kochendem Wasser übergießen, zehn Minuten ziehen lassen, dreimal täglich eine Tasse trinken.

bei Nierensteinen

Hauhechel	20,0
Bärentraube	15,0
Johanniskraut	15,0

Zubereitung Einen Eßlöffel der Mischung mit $^1/_4$ l kochendem Wasser übergießen, zehn Minuten ziehen lassen, zweimal täglich eine Tasse trinken.

– bei offenen Beinen

Attichwurzel	10,0
Johanniskraut	10,0
Rosmarin	10,0
Feldkümmel	10,0
Wermut	10,0

Zubereitung Einen Eßlöffel der Mischung mit $^1/_4$ l kochendem Wasser übergießen, zehn Minuten stehen lassen, abseihen, zweimal täglich eine Tasse trinken.

– bei Quetschungen als Umschlag

Beifuß	5,0
Mohnköpfe	25,0
Holunderblüten	5,0
Kamillen	10,0
Hirtentäschel	5,0

Zubereitung Die Kräutermischung mit etwa $^1/_2$ l Wasser verkochen, dann eine halbe Stunde stehen lassen. Ein Leinentuch mit der Flüssigkeit tränken und auflegen.

oder

Ysop	10,0
Andorn	5,0
Kamillen	5,0
Rautenkraut	10,0
Salbei	5,0
Quendelkraut	15,0

Zubereitung Die Mischung mit $^1/_2$ l Wasser verkochen, 30 Minuten stehen lassen. Ein Leinentuch mit dieser Flüssigkeit tränken, gut ausdrücken und kühl auflegen.

– bei Rachenentzündung mit Verschleimung

Eibischwurzel	20,0
Huflattichblätter	10,0
Wollkrautblumen	10,0
Süßholzwurzel	5,0
Anis	5,0

Zubereitung Einen Eßlöffel der Mischung mit $^1/_4$ l kochendem Wasser übergießen, zehn Minuten ziehen lassen, abseihen, dreimal täglich eine Tasse trinken. Kur: ca. 200 Gramm.

oder

Kamille	10,0
Walnußblätter	15,0
Linde	10,0
Schafgarbe	15,0

Zubereitung Einen Eßlöffel der Mischung mit $^1/_4$ l kochendem Wasser übergießen, zehn Minuten ziehen lassen, zwei bis drei Tassen täglich trinken.

– bei Röteln als begleitende Behandlung (bei weiblichen Patienten Schwangerschaftstest)

Schafgarbe	15,0
Himbeere	15,0
Abbiß	10,0
Lindenblüten	10,0

Zubereitung Einen Eßlöffel der Mischung mit $^1/_4$ l kochendem Wasser übergießen, zehn Minuten ziehen lassen, mehrmals täglich eine halbe Tasse trinken.

oder

Schafgarbe	10,0
Kamille	10,0
Kreuzdorn	10,0
Fenchel	10,0
Salbei	10,0

Zubereitung Einen Eßlöffel der Mischung mit $^1/_4$ l kochendem Wasser übergießen, zehn Minuten stehen lassen, abseihen, zweimal täglich eine Tasse trinken. Wegen der abführenden Wirkung des Kreuzdorns vorsichtig sein.

– bei Schlaflosigkeit

Baldrian	10,0
Schafgarbe	15,0
Bitterklee	15,0
Pfefferminze	10,0

Zubereitung Einen Eßlöffel der Mischung mit einer Tasse kochendem Wasser überbrühen, zehn Minuten ziehen lassen, abseihen. Von dem erkalteten, fertigen Tee nimmt man nun einen Eßlöffel auf eine Tasse Wasser und trinkt ihn kalt vor dem Schlafengehen.

oder

Brombeerblätter	15,0
Baldrian	10,0
Melissen	10,0
Heidekraut	5,0
Majoran	10,0

Zubereitung Einen Eßlöffel der Mischung mit einer Tasse kochendem Wasser übergießen, zehn Minuten ziehen lassen, abseihen, mittags und abends eine Tasse trinken. Nicht in der Schwangerschaft!

– nach Schlaganfall

Arnikablüten	20,0
Frauenmantelkraut	15,0
Goldrutenkraut	10,0
Hirtentäschel	5,0

Zubereitung Einen Eßlöffel der Mischung mit $^1/_4$ l kochendem Wasser übergießen, zehn Minuten ziehen lassen, abseihen, zweimal täglich eine Tasse trinken.

oder

Arnikablüten	10,0
Knabenkraut	10,0
Hirtentäschel	5,0
Salbei	5,0
Schafgarbe	10,0
Rosmarin	10,0

Zubereitung Einen Eßlöffel der Mischung mit einer Tasse kochendem Wasser übergießen, zehn Minuten stehen lassen, abseihen, zweimal täglich eine Tasse trinken.

**– bei Schnupfen und
Nasennebenhöhlenentzündung**

Kamillenblüten	15,0
Lindenblüten	15,0
Flieder (Holunderblüten)	10,0
Pfefferminze	10,0

Zubereitung Ein Eßlöffel der Mischung wird mit einer Tasse kochendem Wasser überbrüht, zehn Minuten ziehen lassen, zwei- bis dreimal täglich eine Tasse trinken (schweißtreibend).

oder

Kamille	5,0
Gundelrebe	15,0
Salbei	20,0
Rosmarin	5,0
Holunder	5,0

Zubereitung Einen Eßlöffel der Mischung mit $^1/_4$ l kochendem Wasser übergießen, zehn Minuten ziehen lassen, abseihen, zweimal täglich eine Tasse trinken. Kur: 300 Gramm.

stärker

Augentrost	10,0
Veilchenwurzel	10,0
Wermut	10,0
Leinsamen	10,0
Anis	10,0

Zubereitung Eine Tasse kochendes Wasser auf einen Eßlöffel Tee geben, zehn Minuten ziehen lassen, abseihen, mehrmals täglich eine Tasse davon trinken. Mehrere Tage hintereinander anwenden. Vorsicht wegen des Wermuts. Kur: ca. 300 Gramm.

Ackerschaftheu	20,0
Augentrost	15,0
Seifenwurzel	15,0

Zubereitung Einen Eßlöffel der Mischung mit $1/4$ l kochendem Wasser übergießen, zweimal täglich eine Tasse trinken.

bei zähem Schnupfen

Kamille	10,0
Salbei	15,0
Holunder	15,0
Leinsamen	10,0

Zubereitung Einen Eßlöffel der Mischung mit $1/4$ l kochendem Wasser übergießen, zehn Minuten ziehen lassen, abseihen, zweimal täglich eine Tasse sehr heiß trinken. Kur: ca. 200 Gramm.

Ackerschaftheu	25,0
Augentrost	10,0
Seifenwurzel	15,0

Zubereitung Einen Eßlöffel der Mischung mit $1/4$ l kochendem Wasser übergießen, zehn Minuten ziehen lassen, abseihen, zweimal täglich eine Tasse sehr heiß trinken.

– bei schwitzenden Händen und Füßen

Wohlverleih	5,0
Salbei	10,0
Kreuzdorn	15,0
Eiche	10,0
Holunder	10,0

Zubereitung Einen Eßlöffel der Mischung mit $^1/_4$ l kochendem Wasser übergießen, zehn Minuten ziehen lassen, abseihen, zweimal täglich eine Tasse trinken.

Holunder	5,0
Wegwarte	15,0
Stiefmütterchen	15,0
Eiche	10,0
Fenchel	5,0

Zubereitung Einen Eßlöffel der Mischung mit einer Tasse kochendem Wasser überbrühen, zehn Minuten ziehen lassen und zweimal täglich eine Tasse trinken.

– zur Aktivierung der Schweißbildung

Fliederblüten	15,0
Lindenblüten	10,0
Angelikawurzel	10,0
Kamillen	5,0
Wollkraut	5,0
Bitterklee	5,0

Zubereitung Einen Eßlöffel der Mischung mit $^1/_4$ l kochendem Wasser übergießen, zehn Minuten ziehen lassen, abseihen, zwei bis drei Tassen sehr heiß trinken.

bei zusätzlicher Erkältung

Lindenblüten	15,0
Schafgarbe	10,0
Holunderblüten	15,0
Wollblumen	10,0

Zubereitung Einen Eßlöffel der Mischung mit $^1/_4$ l kochendem Wasser übergießen, zehn Minuten ziehen lassen, ein bis zwei Tassen sehr heiß trinken.

– bei Schwindsucht (Tuberkulose) und tuberkulösen Symptomen

Aurikel	15,0
Engelsüß	15,0
Hohlzahn	10,0
Kerbelkraut	5,0
Johanniskraut	5,0

Zubereitung Einen Eßlöffel der Mischung mit $^1/_4$ l kochendem Wasser übergießen, zehn Minuten ziehen lassen, abseihen, mehrere Tassen täglich trinken. Wirkt auch appetitanregend.

– bei Seekrankheit, Erbrechen und Übelkeit

Nelkenwurz	10,0
Wacholder	20,0
Schafgarbe	20,0

Zubereitung Einen Eßlöffel der Mischung mit $^1/_4$ l kochendem Wasser übergießen, zehn Minuten ziehen lassen, zweimal täglich eine Tasse trinken. Nicht bei Nierenreizung!

oder

Mohn	25,0
Wermut	25,0

Zubereitung Einen Eßlöffel der Mischung mit $^1/_4$ l kochendem Wasser übergießen, zehn Minuten ziehen lassen, abseihen, zweimal täglich eine halbe Tasse trinken. Vorsicht!

– bei Skrofulose
  (früher ein häufiges Krankheitsbild bei tuberkulösen Kindern, mit Gesichtsveränderungen durch chronische Rhinitis; ekzematöse und ulzeröse Veränderungen am Naseneingang)

Tannensprossen	15,0
Schafgarbe	10,0
Erdrauch	10,0
Bitterkleekraut	5,0

| Wacholderholz | 5,0 |
| Kalmuswurzel | 5,0 |

Zubereitung Einen Eßlöffel der Mischung mit $\frac{1}{4}$ l kochendem Wasser übergießen, zehn Minuten stehen lassen, abseihen, zweimal täglich eine halbe Tasse trinken. Nicht bei Nierenentzündung!

oder

Braunwurz	15,0
Huflattichblätter	15,0
Löffelkraut	10,0
Ringelblume	5,0
Sauerampfer	5,0

Zubereitung Einen Eßlöffel der Mischung mit $\frac{1}{4}$ l kochendem Wasser übergießen, zehn Minuten ziehen lassen, dreimal täglich eine Tasse trinken; Kinder die Hälfte.

Schafgarbe	15,0
Stiefmütterchen	10,0
Anis	10,0
Nußblätter	15,0

Zubereitung Einen Eßlöffel der Mischung mit einer Tasse kochendem Wasser übergießen, zehn Minuten ziehen lassen, abseihen, täglich eine halbe Tasse mit ebensoviel Milch trinken. Diät, Lebertran und Sonne zusätzlich!

stärker

Walnußblätter	15,0
Kalmuswurzel	15,0
Schafgarbe	10,0
Huflattich	10,0

Zubereitung Einen Eßlöffel der Mischung mit $1/4$ l kochendem Wasser übergießen, zehn Minuten ziehen lassen, abseihen, morgens und abends je eine halbe Tasse trinken. Diät, Lebertran und Sonne zusätzlich!

oder

Hauhechel	10,0
Gnadenkraut	10,0
Hirschkraut	10,0
Rosmarin	15,0
Klettenwurzel	5,0

Zubereitung Einen Eßlöffel der Mischung mit $1/4$ l kochendem Wasser übergießen, zehn Minuten ziehen lassen, abseihen, dreimal täglich eine Tasse trinken. Diät, Lebertran und Sonne zusätzlich!

zusätzlich bei Augenentzündung

Isländisches Moos	15,0
Schafgarbe	20,0
Kümmel	15,0

Zubereitung Einen Eßlöffel der Mischung mit $^1/_4$ l kochendem Wasser übergießen, zehn Minuten ziehen lassen, abseihen, zweimal täglich eine Tasse trinken. Diät, Lebertran und Sonne zusätzlich!

zusätzlich zur Blutreinigung bei Kindern

Stiefmütterchen	20,0
Walnußblätter	30,0

Zubereitung Einen Eßlöffel der Mischung mit $^1/_4$ l kochendem Wasser übergießen, zehn Minuten ziehen lassen, abseihen, zwei bis drei Tassen täglich trinken. Diät, Lebertran und Sonne zusätzlich!

zusätzlich bei Hautausschlägen

Guajakholz	15,0
Hauhechel	5,0
Sassafraswurzel	5,0
Zinnkraut	15,0
Süßholzwurzel	10,0

Zubereitung Einen Eßlöffel der Mischung mit $^1/_4$ l kochendem Wasser übergießen, zehn Minuten ziehen lassen, abseihen, morgens und abends je eine halbe Tasse trinken. Nicht bei Nierenentzündung! Diät, Lebertran und Sonne zusätzlich!

– bei Sodbrennen

Kalmus	20,0
Pfefferminze	10,0
Schafgarbe	20,0

Zubereitung Einen Eßlöffel der Mischung mit $^1/_4$ l kochendem Wasser übergießen, zehn Minuten ziehen lassen, abseihen, zweimal täglich einen Eßlöffel trinken.

oder

Alantwurzel	10,0
Pfefferminzblätter	5,0
Wegerich	15,0
Betonien	5,0
Pimpernellwurzel	5,0
Brombeere	10,0

Zubereitung Einen Eßlöffel der Mischung mit $^1/_4$ l kochendem Wasser übergießen, zehn Minuten ziehen lassen, abseihen, zweimal täglich eine halbe Tasse trinken.

stärker

Pfaffenblümlein	10,0
Rosenblätter	10,0
Ringelkraut	5,0
Wegerich	10,0
Eberwurz	10,0
Pimpernellwurzel	5,0

Zubereitung Einen Eßlöffel der Mischung mit $^1/_4$ l kochendem Wasser übergießen, zehn Minuten ziehen lassen, dreimal vor den Mahlzeiten eine kleine Tasse trinken.

oder

Eiche	15,0
Süßholz	10,0
Tausendgüldenkraut	10,0
Salbei	15,0

Zubereitung Einen Eßlöffel der Mischung mit $^1/_4$ l kochendem Wasser übergießen, zehn Minuten stehen lassen, abseihen, dreimal täglich einen Eßlöffel trinken.

– bei Sommerdurchfall
(Säuglingsdurchfall in der warmen Jahreszeit)

Getrocknete Heidelbeeren	20,0
Schafgarbe	30,0

Zubereitung Einen Eßlöffel der Mischung mit $^1/_4$ l kochendem Wasser übergießen, zehn Minuten ziehen lassen, abseihen, dreimal täglich eine Tasse trinken.

oder

Beinwellwurzel	25,0
Rosenblätter	25,0

Zubereitung Einen Eßlöffel der Mischung mit $^{1}/_{4}$ l kochendem Wasser überbrühen, zehn Minuten ziehen lassen, je nach Alter zwei- bis dreimal täglich eine Tasse trinken.

– bei Sommersprossen

Kamille	5,0
Faulbaum	20,0
Wacholder	15,0
Schafgarbe	10,0

Zubereitung Einen Eßlöffel der Mischung mit $^{1}/_{4}$ l kochendem Wasser übergießen, zehn Minuten ziehen lassen, abseihen, zweimal täglich eine Tasse trinken. Nicht bei Nierenentzündung!

oder

Stiefmütterchen	20,0
Salbei	30,0

Zubereitung Einen Eßlöffel der Mischung mit $^{1}/_{4}$ l kochendem Wasser übergießen, zehn Minuten ziehen lassen, abseihen, dreimal täglich eine Tasse trinken.

– bei Thrombose (Blutpfropfbildung) und Venenentzündung

Hopfen	15,0
Kamille	20,0
Schafgarbe	15,0

Zubereitung Einen Eßlöffel der Mischung mit $^1/_4$ l kochendem Wasser übergießen, fünfzehn Minuten ziehen lassen, abseihen, dreimal täglich eine Tasse trinken. Ruhe ist erforderlich!

oder

Kamille	20,0
Bärlapp	15,0
Hanf	15,0

Zubereitung Einen Eßlöffel der Mischung mit $^1/_4$ l kochendem Wasser übergießen, fünfzehn Minuten ziehen lassen, abseihen, dreimal täglich eine Tasse trinken. Ruhe ist erforderlich!

– Umschläge bei Entzündungen, Quetschungen und Schmerzen verschiedenster Genese

Eibischblätter	15,0
Malvenblätter	15,0
Leinsamen	10,0
Kamillenblätter	5,0
Honigklee	5,0

Zubereitung Die angegebenen Kräuter mit $^1/_2$ l Wasser etwas einkochen, in ein Tuch geben, möglichst warm auflegen.

bei entzündlichen Schwellungen

Hopfen	20,0
Kamillen	10,0
Lavendelblume	5,0
Rosmarin	5,0
Quendel	5,0
Rainfarn	5,0

Zubereitung Die Mischung mit $^1/_2$ l kochendem Wasser überbrühen, eine halbe Stunde stehen lassen. Ein Leinentuch tränken, ausdrücken und möglichst warm auflegen.

bei Quetschungen

Kamillen	5,0
Ysop	10,0
Andorn	5,0
Wohlgemut	5,0
Raute	5,0
Salbei	5,0
Quendel	5,0
Frauenmantel	5,0
Arnika	5,0

Zubereitung Die Kräutermischung mit knapp $^1/_2$ l Wasser verkochen und eine halbe Stunde stehen lassen. Das

Leinentuch mit der Flüssigkeit gut tränken, ausdrücken und möglichst warm auflegen.

bei rheumatischen Schwellungen

Holunderblüten	15,0
Kamillen	10,0
Leinsamen	10,0
Brennesselkraut	5,0
Feldkümmel	10,0

Zubereitung Die Kräutermischung mit $^1/_2$ l Wasser verkochen, eine halbe Stunde stehen lassen. Ein Leinentuch mit dieser Flüssigkeit tränken, gut ausdrücken und möglichst warm auflegen.

bei Krampfadern und venösen Stauungen

Eberwurz	5,0
Brennessel	20,0
Goldwurzel	5,0
Holunderblüten	10,0
Tausendgüldenkraut	10,0

Zubereitung Die Kräutermischung mit $^1/_2$ l Wasser verkochen, 30 Minuten stehen lassen. Ein Leinentuch mit der Flüssigkeit tränken, gut ausdrücken und kühl auflegen.

bei frischen Wunden

Tausendgüldenkraut	20,0
Schafgarbe	15,0

| Gundelrebe | 10,0 |
| Bitterkleekraut | 5,0 |

Zubereitung Die Kräutermischung mit $^1/_2$ l Wasser verkochen, 30 Minuten stehen lassen, ein Leinentuch gut
tränken, ausdrücken und kühl auflegen.

– bei Veitstanz
(Choera, eine Gruppe von Nervenerkrankungen mit
ungewollten, zappelnden Bewegungen, d. h. mit extra-
pyramidalen Bewegungsstörungen)

Baldrian	5,0
Wermut	5,0
Bitterklee	15,0
Brombeere	15,0
Pfefferminze	10,0

Zubereitung Einen Eßlöffel der Mischung mit $^1/_4$ l kochendem Wasser übergießen, zehn Minuten ziehen lassen, abseihen, von dem erkalteten Tee einen Eßlöffel voll
auf eine Tasse Wasser geben und kalt vor dem Schlafengehen trinken.

oder

Hopfen	5,0
Majoran	5,0
Veilchenwurzel	10,0
Wacholder	20,0
Kamille	10,0

Zubereitung Einen Eßlöffel der Mischung mit $^1/_4$ l kochendem Wasser übergießen, zehn Minuten ziehen lassen, abseihen, zweimal täglich eine Tasse trinken.

– bei Verbrennungen

Kamille	5,0
Birkenblätter	10,0
Wacholder	15,0
Wurmfarn	15,0
Nelkenwurz	5,0

Zubereitung Einen Eßlöffel der Mischung mit $^1/_4$ l kochendem Wasser übergießen, zehn Minuten ziehen lassen, zweimal täglich eine Tasse trinken. Bei Nierenentzündung Wacholder weglassen. Vorsicht: Wurmfarn.

stärker

Wohlverleih	5,0
Wacholder	25,0
Brombeere	5,0
Veilchenwurz	15,0

Zubereitung Einen Eßlöffel der Mischung mit $^1/_4$ l kochendem Wasser übergießen, zehn Minuten ziehen lassen, zweimal täglich eine Tasse trinken. Bei Nierenentzündung Wacholder weglassen!

– bei Verdauungsstörungen, im besonderen bei Verstopfung (Obstipation)

mild

Faulbaumrinde	15,0
Kamille	5,0
Pfefferminzblätter	5,0
Lindenblüten	5,0
Baldrianwurzel	5,0
Brombeerblätter	15,0

Zubereitung Ein Eßlöffel mit $1/4$ l kochendem Wasser übergießen, zehn Minuten ziehen lassen, dreimal täglich eine Tasse trinken.

Sennesblätter	15,0
Faulbaumrinde	15,0
Pfefferminze	10,0
Süßholz	5,0
Bittersüß	5,0

Zubereitung Einen Eßlöffel der Mischung mit $1/4$ l kochendem Wasser übergießen, zehn Minuten ziehen lassen, abseihen, morgens und abends je eine Tasse trinken.

kräftig

Sennesblätter	20,0
Süßholzwurzel	20,0
Fenchel	10,0

Zubereitung Einen Eßlöffel der Mischung mit einer Tasse kochendem Wasser übergießen, zehn Minuten ziehen lassen, dreimal täglich eine Tasse trinken.

Faulbaumrinde	15,0
Dornschlehblätter	15,0
Sennesblätter	15,0
Süßholzwurzel	5,0

Zubereitung Einen Eßlöffel mit $1/4$ l kochendem Wasser übergießen, zehn Minuten ziehen lassen, zwei- bis dreimal täglich eine Tasse trinken.

stark

Sennesblätter	10,0
Faulbaumrinde	10,0
Bruchkraut	10,0
Anis	10,0
Fliederblüten	5,0
Süßholz	5,0

Zubereitung Einen Eßlöffel der Mischung mit einer Tasse kaltem Wasser ansetzen, einige Stunden ziehen lassen. Nicht kochen oder mit kochendem Wasser ziehen lassen! Morgens und abends eine Tasse trinken.

Sennesblätter	20,0
Holunderblüten	10,0
Holunderblätter	5,0
Anis	5,0
Fenchel	10,0

Zubereitung Einen Eßlöffel in einer Tasse Wasser zehn Minuten kochend ziehen lassen. Ein bis zwei Tassen täglich trinken.

Sennesschoten	20,0
Sennesblätter	20,0
Kümmel	10,0

Zubereitung Einen Teelöffel der Mischung mit $^1/_4$ l kochendem Wasser übergießen, zehn Minuten ziehen lassen, abseihen, morgens und abends je eine Tasse trinken.

– bei Wadenkrämpfen

Baldrian	5,0
Anis	10,0
Tausendgüldenkraut	5,0
Mohn	10,0
Bärlapp	20,0

Zubereitung Einen Eßlöffel der Mischung mit $^1/_4$ l kochendem Wasser übergießen, zweimal täglich eine Tasse trinken.

oder

Tausendgüldenkraut	5,0
Rosmarin	10,0
Hopfen	5,0
Quendel	15,0

Veilchenwurz	5,0
Dosten	10,0

Zubereitung Einen Eßlöffel der Mischung mit $^1/_4$ l kochendem Wasser übergießen, zehn Minuten ziehen lassen, zweimal täglich eine Tasse trinken.

stärker

Kamillen	15,0
Wollkraut	15,0
Schafgarbe	10,0
Erdbeerblätter	10,0

Zubereitung Einen Eßlöffel der Mischung mit einer Tasse kochendem Wasser überbrühen, zehn Minuten ziehen lassen, dreimal täglich eine Tasse trinken.

Melissenblätter	15,0
Baldrianwurzel	15,0
Kamillenblüten	10,0
Erdbeerblätter	10,0

Zubereitung Einen Eßlöffel der Mischung mit $^1/_4$ l kochendem Wasser übergießen, zehn Minuten ziehen lassen, abseihen, dreimal täglich eine Tasse trinken.

**– bei Wasserpocken
(Windpocken = Varizellen)
als begleitende Behandlung**

Fenchel	10,0
Linde	10,0
Faulbaum	15,0
Thymian	15,0

Zubereitung Einen Eßlöffel der Mischung mit $1/4$ l kochendem Wasser übergießen, zehn Minuten ziehen lassen, abseihen, zweimal täglich eine Tasse trinken. Kur: ca. 200 Gramm.

oder

Bockshornklee	15,0
Wacholder	20,0
Schafgarbe	15,0

Zubereitung Einen Eßlöffel der Mischung mit einer Tasse kochendem Wasser übergießen, zehn Minuten ziehen lassen, zweimal täglich eine Tasse trinken, nicht bei Nierenreizung! Kur: ca. 200 Gramm.

– bei Wassersucht (Oedembildung)

Attichwurzel	10,0
Rosmarin	5,0
Zinnkraut	10,0
Brennessel	5,0

| Huflattich | 5,0 |
| Petersilienwurzel | 15,0 |

Zubereitung Einen Eßlöffel der Mischung mit einer Tasse kochendem Wasser überbrühen, fünfzehn Minuten stehen lassen, abseihen und trinken.

Hagebutten	10,0
Johanniskraut	5,0
Zwergholunderwurzel	10,0
Rosmarin	5,0
Ahlbeerenblätter	10,0
Hauhechelwurzel	5,0
Heidnisch Wundkraut	5,0

Zubereitung Ein gestrichener Eßlöffel der Mischung wird mit einer Tasse kochendem Wasser überbrüht und fünfzehn Minuten stehengelassen. Abseihen und dreimal täglich eine Tasse schluckweise trinken. Außer diesem ungesüßten Tee nichts anderes trinken.

– zur unterstützenden Wundbehandlung

Ackerschaftheu	15,0
Kamille	15,0
Bockshornklee	10,0
Arnika	10,0

Zubereitung Einen Eßlöffel der Mischung mit $1/4$ l kochendem Wasser überbrühen, fünfzehn Minuten ziehen lassen, dreimal täglich eine Tasse trinken.

Tausendgüldenkraut	10,0
Schafgarbe	20,0
Gundelrebe	5,0
Bitterkleekraut	15,0

Zubereitung Die Mischung mit $^1/_2$ l Wasser verkochen und eine halbe Stunde stehen lassen. Ein Leinentuch tränken, leicht drücken und auflegen.

– bei verschiedensten Wurmerkrankungen

Bandwürmer

Rainfarn	25,0
Mistel	15,0
Birke	10,0

Zubereitung Einen Teelöffel der Mischung mit $^1/_4$ l kochendem Wasser übergießen, den Aufguß zehn Minuten ziehen lassen, abseihen, zwei Tage lang zweimal täglich eine Tasse trinken. Größte Vorsicht! Kur: ca. 20 Gramm. Erst nach vier bis fünf Wochen wiederholen, falls nicht alles abging.

stärker

Rainfarnblüten	30,0
Sennesblätter	20,0

Zubereitung Zweieinhalb Eßlöffel der Mischung mit $^1/_4$ l kochendem Wasser übergießen, zehn Minuten ziehen lassen, abseihen, lauwarm trinken. Kur: ca. 25 Gramm. Erst nach vier bis fünf Wochen wiederholen.

Madenwürmer

Wermutkraut	30,0
Rainfarnkraut	10,0
Gnadenkraut	5,0
Kamille	5,0

Zubereitung Einen Eßlöffel der Mischung mit $^1/_4$ l kochendem Wasser überbrühen, zehn Minuten ziehen lassen, stündlich einen Teelöffel einnehmen. Nicht in der Schwangerschaft! Kur: 100 Gramm.

Spulwürmer

Gnadenkraut	10,0
Faulbaumrinde	10,0
Wermutkraut	20,0
Rainfarnkraut	10,0

Zubereitung Einen Eßlöffel der Mischung mit $^1/_4$ l kochendem Wasser übergießen, zehn Minuten ziehen lassen, mehrmals täglich eine halbe Tasse trinken. Nicht in der Schwangerschaft! Kur: 100 Gramm.

kräftiger

Blühendes Wermutkraut	30,0
Rainfarnkraut	10,0

| Kamille | 5,0 |
| Gnadenkraut | 5,0 |

Zubereitung Einen Eßlöffel der Mischung mit $^1/_4$ l kochendem Wasser zubereiten, täglich zwei Tassen trinken. Nicht in der Schwangerschaft! Kur: 100 Gramm.

oder

Schafgarbe	20,0
Faulbaum	20,0
Veilchenwurz	10,0

Zubereitung Einen Eßlöffel der Mischung mit $^1/_4$ l kochendem Wasser übergießen, zehn Minuten ziehen lassen, abseihen, zweimal täglich eine Tasse trinken. Kur: ca. 200 Gramm.

stark

Wermutkraut	20,0
Gnadenkraut	5,0
Braunwurz	5,0
Erdbeerblätter	10,0
Bachminzenblätter	10,0

Zubereitung Einen Eßlöffel der Mischung mit $^1/_4$ l kochendem Wasser übergießen, zehn Minuten stehen lassen, abseihen, morgens vor dem Frühstück eine Tasse davon trinken. Nicht in der Schwangerschaft! Kur: 100 Gramm.

oder

blühendes Wermutkraut 25,0
Gnadenkraut   5,0
Kamillen   10,0
Erdbeerblätter   10,0

Zubereitung Einen Eßlöffel der Mischung mit $^{1}/_{4}$ l kochendem Wasser übergießen, zehn Minuten ziehen lassen, abseihen, dreimal täglich eine halbe Tasse trinken. Nicht in der Schwangerschaft! Kur: 100 Gramm.

– bei Zahnfleischentzündung (Parodontitis) und Zahnwurzelhautentzündung

Kamille   10,0
Bockshornklee   25,0
Bärlapp   15,0

Zubereitung Einen Eßlöffel der Mischung mit $^{1}/_{4}$ l kochendem Wasser übergießen, zehn Minuten ziehen lassen, abseihen, zweimal täglich eine Tasse trinken.

als Umschlag

Kamille   15,0
Leinsamen   35,0

Zubereitung Die Mischung mit $^{1}/_{2}$ l Wasser einkochen, ein Leinentuch gut tränken, möglichst warm auflegen.

– bei Zahnfäule und -verfall (Karies)

Löffelkraut	20,0
Eiche	15,0
Steinklee	15,0

Zubereitung Die gesamte Mischung mit $1/4$ l kochendem Wasser übergießen, zehn Minuten ziehen lassen, zweimal täglich eine Tasse trinken.

oder

Ackerschaftheu	25,0
Löffelkraut	15,0
Kamille	10,0

Zubereitung Einen Eßlöffel der Mischung mit $1/4$ l kochendem Wasser übergießen, zehn Minuten ziehen lassen, abseihen, zweimal täglich eine Tasse trinken.

– bei Zahnschmerzen

Mausöhrlekraut	20,0
Anserine	20,0
Bertramwurzel	5,0
Bibernellwurzel	5,0

Zubereitung Einen Eßlöffel der Mischung mit $1/4$ l kochendem Wasser übergießen, zehn Minuten ziehen lassen, abseihen, mehrmals täglich einige Tassen trinken.

stärker

Habichtskraut	15,0
Mausöhrlekraut	15,0
Pomeranzenschalen	15,0
Bärlappsamen	5,0

Zubereitung Einen Eßlöffel der Mischung mit einer Tasse kochendem Wasser überbrühen, zehn Minuten ziehen lassen, abseihen, ein bis drei Tassen kühl trinken.

**– bei Zuckerkrankheit (Diabetes mellitus)
als begleitende Behandlung**

Liebstöckel	15,0
Attichwurzel	15,0
Zinnkraut	10,0
Ahlbeerenblätter	10,0

Zubereitung Einen Eßlöffel der Mischung mit $^1/_4$ l kochendem Wasser überbrühen, zehn Minuten ziehen lassen, dreimal täglich eine Tasse trinken.

oder

Wegerich	15,0
Sauerampfer	15,0
Heidelbeerblätter	10,0
Hauhechel	10,0

Zubereitung Einen Eßlöffel der Mischung mit $^1/_4$ l kochendem Wasser übergießen, zehn Minuten ziehen lassen, abseihen, dreimal täglich eine Tasse trinken.

Register

Abwehrschwäche *siehe* Kräftigung

Akne *siehe* Hauterkrankungen und sonstige Ausschläge im Gesicht

Allergien *siehe* Nesselfieber

Anämie *siehe* Bleichheit

Angina pectoris *siehe* Herzerkrankungen

Angstzustände 17
– Depressionen 17

Apathie (Teilnahmslosigkeit) *siehe* Kräftigung

Arterienverkalkung (Arteriosklerose) 18

Asthma 19
– Bronchialbeschwerden 19

Aufstoßen *siehe* Sodbrennen

Augenbeschwerden 20
– Sehschwäche 20

Augenentzündung, Kinder, *siehe* Skrofulose

Ausleitung von Toxinen *siehe* Blutreinigung

Ausschläge im Gesicht 17
– Akne 17
– Blutreinigung 57

Bad, Badezusatz
– Hämorrhoiden und sonstige

Beschwerden im Analbereich 67
– Schwäche, allgemein 84

Bandwürmer *siehe* Wurmerkrankungen

Bartflechte *siehe* Hautausschläge

Bauchschmerzen *siehe* Leibschmerzen

Beruhigung 20
– Entspannung 20

Beschwerden, sonstige, im Analbereich *siehe* Hämorrhoiden

Bettnässen (Enuresis) 21
– psychische Blasenprobleme 21

Bindehautentzündung des Auges 22

Blähungen (Meteorismus) 23
– Völlegefühl 23

Blasenbeschwerden, psychisch, *siehe* Bettnässen

Blasenentzündungen, chronische 24

Blasen- und Nierenerkrankungen, allgemein 26

Blasen- und Nierenfunktion, gestörte 27

Blasen- und Nierensteine 28

Bleichheit (Anämie) 30

– niedriger Blutdruck 30
Blutandrang im Kopf 31
– Kopfschmerz 31
– Migräne 31
Blutarmut 33
– bei Sauerstoffmangel 33
– nach Blutverlusten 33
Blutdruck, niedriger, *siehe* Bleichheit
Blutgeschwüre *siehe* Furunkulose
Blutreinigung 36, 45, 57
– Ausleitung von Toxinen 36
– Kinder, *siehe* Skrofulose
Blutverluste *siehe* Blutarmut
Bronchialbeschwerden *siehe* Asthma
Bronchitis *siehe* Husten und Luftröhrenentzündung

Darmerkrankungen 39
Depressionen *siehe* Angstzustände
Durchblutungsstörungen *siehe* Arterienverkalkung
Durchfallerkrankungen 40
– Säuglingsdurchfall 126
– Sommerdurchfall 126

Eiterbläschen *siehe* Hauterkrankungen
Entspannung *siehe* Beruhigung
Entzündungen, verschieden-

ster Genese *siehe* Umschläge
Epilepsie (Fallsucht) 40
Erkältungskrankheiten 43
– grippale Infekte 43
– Heiserkeit 43
– Husten 43
– mit Fieber 44
– Schnupfen 43
Ekzeme *siehe* Hautausschläge
– nässende Ekzeme 70

Flechten *siehe* Hautausschläge
– nässende Flechten 70
Frühjahrskur 45
– Ausleitung von Toxinen 36, 45
– Blutreinigung 36, 45
– Regeneration 45
Furunkulose 48
– Blutgeschwüre 48

Gallenbeschwerden und Koliken 50
Gallensteine 51
Gastritis, chronische, *siehe* Magenbeschwerden
Gelenkerkrankungen 54
– Gelenkentzündungen 54
– Gelenkschwellungen 129, 130
Gelenkentzündungen *siehe* Gelenkerkrankungen
Gelenkrheumatismus 55

– akut 55
– chronisch 55
– Muskelrheumatismus
  (Weichteilrheumatismus)
  103
Gerstenkorn 56
Gesichtspickel 57
Geschwollene Beine 58
Gicht 58
Grippale Infekte *siehe* Erkäl-
  tungskrankheiten
Gürtelrose (Herpes zoster) 63

Haarausfall *siehe* Haar- und
  Kopfhauterkrankungen
Haar- und Kopfhauterkran-
  kungen 64
– Haarausfall 64
– Kräftigung des Haares 65
Hämorrhoidalbeschwerden
  65
Hämorrhoiden und sonstige
  Beschwerden im Analbe-
  reich 67
– Sitzbäder 68
– Umschläge 68
Hals, belegter, *siehe* Kehl-
  kopferkrankungen
Hauterkrankungen 68
– Akne 17, 71
– Eiterbläschen 71
– Pusteln 71
Hautausschläge 68
– Bartflechte 69
– Ekzeme 68

– nässende Ekzeme 70
– Flechten 68
– nässende Flechten 70
– Neurodermitis 68
– Psoriasis 68
Hautausschläge, Kinder,
  siehe Skrofulose
Heiserkeit *siehe* Erkältungs-
  krankheiten
Herzbeschwerden, nervöse,
  siehe Herzerkrankungen
Herzbeschwerden vegetativer
  Ursachen *siehe* Herzerkran-
  kungen
Herzerkrankungen 71
– Angina pectoris 71
– nervöse Herzbeschwerden
  71
– Herzbeschwerden vegetati-
  ver Ursachen 72
– Herzklopfen 72
– Herzrhythmusstörungen
  72
Hexenschuß (Lumbago) 73
Husten 74
Hysterie 74

Infektanfälligkeit *siehe* Kräftigung
Interkostalneuralgie (Zwischenrippenschmerzen) 76
Ischialgie 77
– Schmerzen im Lendenbe-
  reich 77

Juckreiz (im Analbereich)
  siehe Hämorrhoiden

Kehlkopferkrankungen 77
– belegter Hals 77
– Heiserkeit 77
Keuchhusten 79
– Pseudokrupp 79
Kinder
– Augenentzündungen 123
– Bettnässen 21
– Blasenprobleme, psychisch
  bedingte 21
– Blutreinigung 124
– Hautausschläge 68, 124
– Skrofulose 121
– Sommerdurchfall 126
Klistier (Darmeinlauf) *siehe*
  Darmerkrankungen/Verstop-
  fung (Obstipation)
Kniegelenkergüsse 81
– Kniegelenkentzündungen
  81
– Umschlag 81
Kniegelenkentzündungen
  siehe Kniegelenkergüsse
Koliken *siehe* Gallenbe-
  schwerden
Kopfschmerzen 82
Kopfschmerzen, einseitige,
  siehe Migräne
Kräftigung 83
– Abwehrschwäche 83
– allgemeine Schwäche 84
Kräftigung des Haares *siehe*

Haar- und Kopfhauterkran-
  kungen
Krampfadern (Varikosis) 85,
  130
– venöse Stauungen 130
Kreuzschmerzen (Lumbalgie)
  85
– Rückenschmerzen 85
Kropf (Hypothyreose = Schilddrüsenunterfunktion) 86
Kurzatmigkeit 87

Lähmungserscheinungen (Pa-
  resen) 87
– nach Schlaganfall 87
Lebererkrankungen 88
– Leberverhärtung 88
Leibschmerzen 88
– Bauchschmerzen 88
Luftröhrenentzündung
  (Bronchitis) 89
Luftröhrenverschleimung
  91
Lumbalgie 85

Madenwürmer *siehe* Wurmer-
  krankungen
Magenbeschwerden 92
– chronische Gastritis 92
Magen- und Darmerkrankun-
  gen, allgemein 94
Magen- und Oberbauch-
  krämpfe 94
Magenschwäche 95
– Völlegefühl 95

Mandelentzündung 97
– entzündliche Rachenerkrankungen 97
Masern 100
Migräne 31, 101
– einseitige Kopfschmerzen 101
Mittelohrentzündung siehe Skrofulose
Mundfäule 102
– Mundgeruch 102
Muskelrheumatismus (Weichteilrheumatismus) 103
– chronisch 104

Nasennebenhöhlenentzündung siehe Schnupfen
Nervenentzündungen (Neuritiden) 105
– stärkere Schmerzen 107
– ziehende Schmerzen 107
Nervenschwäche 108
– Nervosität 108
Nervöse Übererregbarkeit siehe Hysterie
Nesselfieber (Nesselsucht = Urticaria) 110
Neurodermitis siehe Hautausschläge
Nierenerkrankungen, entzündliche 110
Nierensteine und -koliken 111

Ödembildung siehe Wassersucht

Obstipation siehe Verdauungsstörungen/Darmerkrankungen
Offene Beine 112

Pseudokrupp siehe Keuchhusten
Psoriasis (Schuppenflechte) siehe Hautausschläge
Pusteln siehe Hauterkrankungen

Quetschungen 112, 128
– Schmerzen verschiedenster Genese 128

Rachenentzündungen 113
– mit Verschleimung 113
Rachenerkrankungen, entzündliche, siehe Mandelentzündung
Regeneration siehe Frühjahrskur
Röteln, begleitende Behandlung 114
Rückenschmerzen siehe Kreuzschmerzen

Sauerstoffmangel siehe Blutarmut
Säuglingsdurchfall siehe Sommerdurchfall
Schlaflosigkeit 115
Schlaganfall 116, siehe auch Lähmungserscheinungen

Schmerzen im Lendenbe-
reich *siehe* Ischialgie
Schmerzen verschiedenster
Genese *siehe* Umschläge
Schnupfen 116
– Nasennebenhöhlenentzün-
dung 116
– zäher Schnupfen 118
Schwäche, allgemein, *siehe*
Kräftigung
Schweißbildung 119
– (zusätzliche) Erkältung
43, 120
Schwellungen 129
– entzündliche 129
– rheumatische 84, 130
Schwindel *siehe* Epilepsie
Schwindsucht (Tuberkulose)
120
– tuberkulöse Symptome 120
Schwitzende Hände und Fü-
ße 119
Seekrankheit 121
– Erbrechen 121
– Übelkeit 121
Sehschwäche *siehe* Augenbe-
schwerden
Sitzbäder *siehe* Hämorrhoiden
Skrofulose (tuberkulöse Haut-
und Lymphknotenerkran-
kung bei Kindern) 121
– Augenentzündung 124
– Blutreinigung 124
– Mittelohrentzündung
Sodbrennen 125

Sommerdurchfall 126
– Säuglingsdurchfall 126
Sommersprossen 127
Spulwürmer *siehe* Wurmer-
krankungen
Stabilisierung der körpereige-
nen Abwehr *siehe* Kräfti-
gung
Stauchungen *siehe* Quet-
schungen
Stauungen, venöse, *siehe*
Krampfadern

Teilnahmslosigkeit *siehe* Apa-
thie/Kräftigung
Thrombose (Blutpropfbil-
dung) 128
– Venenentzündung 128
Tuberkulöse Symptome *siehe*
Schwindsucht

Umschläge
– Entzündungen 128, 142
– Furunkulose 48, 49
– Gerstenkorn 56
– Krampfadern 85, 130
– Muskelrheumatismus 104
– Quetschungen 128
– Schmerzen 128
– Schwellungen 129
– entzündlich 129
– rheumatisch 130
– venöse Stauungen 85, 130
– Wunden, frische 130
– Zahnfleischentzündung 142

Veitstanz (Choera, eine Gruppe von Nervenerkrankungen) 131
Venenentzündung 128
Verbrennungen 132
Verdauungsstörungen 133
– Verstopfung/Obstipation 133
Verletzungen *siehe* Wundbehandlung
Verstopfung (Obstipation) *siehe* Verdauungsstörungen/Darmerkrankungen
Völlegefühl *siehe* Magenschwäche/Blähungen

Wadenkrämpfe 135
Wasserpocken (Windpocken = Varizellen), begleitende Behandlung 137

Wassersucht (Oedembildung) 137
Wundbehandlung, unterstützend 138
Wunden, frische, *siehe* Umschläge
Wurmerkrankungen, verschiedenste 139
– Bandwürmer 139
– Madenwürmer 140
– Spulwürmer 140

Zahnfleischentzündung (Parodontitis) 142
Zahnfäule (Karies), Zahnverfall 143
Zahnschmerzen 143
Zahnwurzelhautentzündung 142
Zuckerkrankheit (Diabetes mellitus) 144

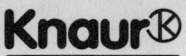

ALTERNATIV HEILEN

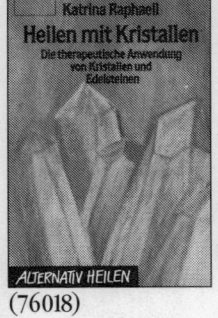

Katrina Raphaell
Heilen mit Kristallen
Die therapeutische Anwendung von Kristallen und Edelsteinen

ALTERNATIV HEILEN

(76018)

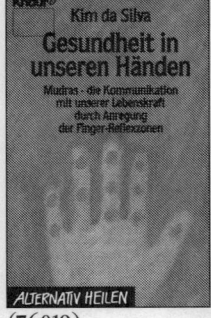

Kim da Silva
Gesundheit in unseren Händen
Mudras - die Kommunikation mit unserer Lebenskraft durch Anregung der Finger-Reflexzonen

ALTERNATIV HEILEN

(76019)

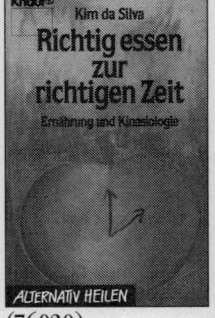

Kim da Silva
Richtig essen zur richtigen Zeit
Ernährung und Kinesiologie

ALTERNATIV HEILEN

(76020)

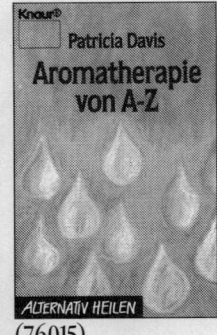

Patricia Davis
Aromatherapie von A-Z

ALTERNATIV HEILEN

(76015)

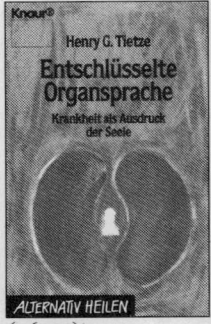

Henry G. Tietze
Entschlüsselte Organsprache
Krankheit als Ausdruck der Seele

ALTERNATIV HEILEN

(76023)

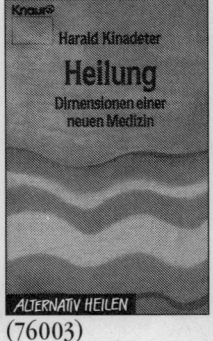

Harald Kinadeter
Heilung
Dimensionen einer neuen Medizin

ALTERNATIV HEILEN

(76003)

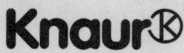
Knaur®

ALTERNATIV HEILEN

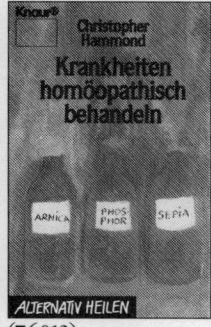

Christopher Hammond
Krankheiten homöopathisch behandeln

ALTERNATIV HEILEN

(76013)

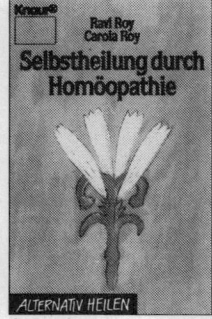

Ravi Roy
Carola Roy
Selbstheilung durch Homöopathie

ALTERNATIV HEILEN

(76011)

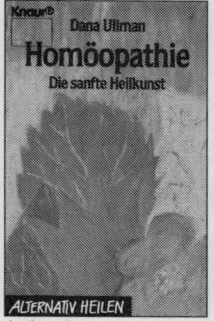

Dana Ullman
Homöopathie
Die sanfte Heilkunst

ALTERNATIV HEILEN

(76001)

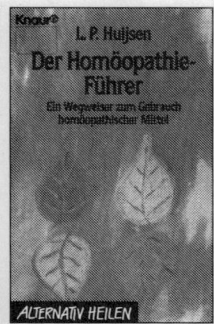

L. P. Huijsen
Der Homöopathie-Führer
Ein Wegweiser zum Gebrauch
homöopathischer Mittel

ALTERNATIV HEILEN

(76012)

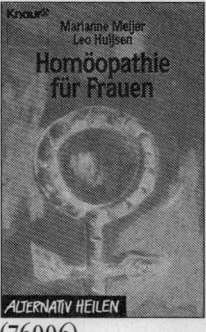

Marianne Meijer
Leo Huijsen
Homöopathie für Frauen

ALTERNATIV HEILEN

(76006)

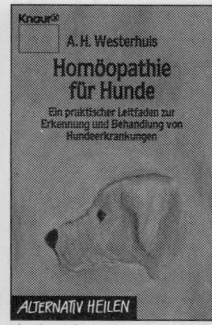

A. H. Westerhuis
Homöopathie für Hunde
Ein praktischer Leitfaden zur
Erkennung und Behandlung von
Hundeerkrankungen

ALTERNATIV HEILEN

(76014)

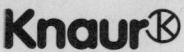

ALTERNATIV HEILEN

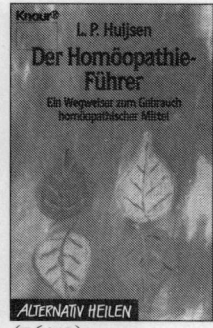

(76012)

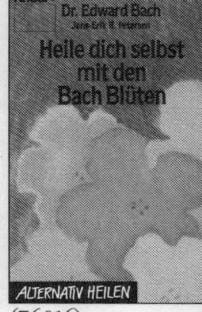

(76016)

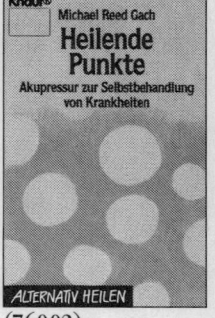

(76002)

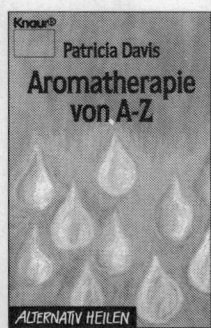

(76015)

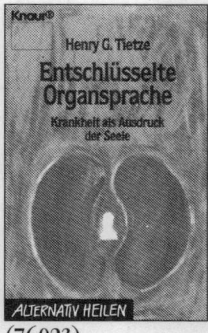

(76023)

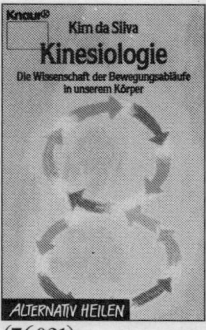

(76021)